精神科臨床 Q&A for ビギナーズ

外来診療の疑問・悩みにお答えします！

宮内倫也

名古屋大学大学院・精神医学専攻

医学書院

【著者略歴】

宮内倫也(みやうち・ともや)

精神科医。2009年新潟大学医学部医学科卒業。名古屋大学医学部附属病院で初期研修を行い，2011年より名古屋大学医学部附属病院精神科，2013年より名古屋大学大学院，2013〜2015年刈谷病院勤務。著書に「こうすればうまくいく！ 臨床研修はじめの一歩」(中外医学社)，「こうすればうまくいく！ 精神科臨床はじめの一歩」(同)，「プライマリケアのためのこころの診かた」(日本医事新報社)など。

精神科臨床Q&A for ビギナーズ
―外来診療の疑問・悩みにお答えします！―

発　行　2016年8月15日　第1版第1刷©
　　　　2025年4月1日　第1版第3刷
著　者　宮内倫也
発行者　株式会社　医学書院
　　　　代表取締役　金原　俊
　　　　〒113-8719　東京都文京区本郷1-28-23
　　　　電話　03-3817-5600(社内案内)

印刷・製本　三美印刷

本書の複製権・翻訳権・上映権・譲渡権・貸与権・公衆送信権(送信可能化権を含む)は株式会社医学書院が保有します．

ISBN978-4-260-02800-4

本書を無断で複製する行為(複写，スキャン，デジタルデータ化など)は，「私的使用のための複製」など著作権法上の限られた例外を除き禁じられています．大学，病院，診療所，企業などにおいて，業務上使用する目的(診療，研究活動を含む)で上記の行為を行うことは，その使用範囲が内部的であっても，私的使用には該当せず，違法です．また私的使用に該当する場合であっても，代行業者等の第三者に依頼して上記の行為を行うことは違法となります．

JCOPY〈出版者著作権管理機構　委託出版物〉
本書の無断複製は著作権法上での例外を除き禁じられています．複製される場合は，そのつど事前に，出版者著作権管理機構(電話03-5244-5088，FAX 03-5244-5089，info@jcopy.or.jp)の許諾を得てください．

はじめに

　この本は外来診療における Q&A 形式になっており，私がレジデントの時の疑問や悩みを思い出して書いているところが多くあります．そういった意味では，自分との対話なのかもしれない，そう思います．ただ，答えはこの本の A のみではありません．Q&A を読みつつ，一人ひとりの患者さんとの出会いにおいて悩み抜いた果てに，あなたなりの A ができてくるでしょう．それへの過程が大切なのだと思います．

　決して網羅的な内容ではありませんが，疾患別にとらわれない患者さんへの心構えの一端が浮き上がってくれればと思っています．症状というのは困ったものではありますが，見方をちょっと変えると患者さんなりの対処（コーピング）なのだと気づきます．それがあるから何とかここまで患者さんはやって来られたのだと思いを馳せることが臨床では重要でしょう．そこを感じ取ってもらえたら嬉しいです．

　そして，精神病理学や精神分析学はそのために用いられるものでもあると考えています．"精神病理学・学"や"精神分析学・学"になってしまうのではなく，常に患者さんの生き方に呼応させることがそれらを生きたものにしてくれるのではないでしょうか．この本でもそういった視点でそれらを参考にしています．もし"食わず嫌い"であれば，これをきっかけに少しずつ勉強してみてください．

　そして今回"外来"に焦点を当てたのは，精神科医療において外来診療の占める割合がかなり高くなっているためです．入院環境とは異なり，患者さんは医療者に接する時間が短く，大部分を世間で過ごします．よって，診察室では患者さんの生きる世間にも精神療法を響かせる工夫が求められるでしょう．そのための知識も述べています．もちろん入院患者さんを軽視しているわけではなく，外来診療の基本的な考え方は入院患者さんにとっても同様だと思っています．

　人生という道を走る車，その運転手は患者さんであるべきです．医療者はある時は助手席，ある時は後部座席に乗りながら，その人生の一部のお相手をする立場．運転席に座るのは患者さんであることを思うと，医療者

は自分自身の限界に苦しむこともあるでしょうし，一方で限界があることの尊さを知ることもあるでしょう．そうやって私たちは医療者として成長していくのかもしれません．若手精神科医のみならず，総合病院の精神科や精神科病院に勤務している医療者のみなさんにも参考になれば幸いです．

　この本を書くにあたって，多くの方々の助けを得ています．医学書院の松本哲さんと成廣美里さん，医学発展のために犠牲になった実験動物たち，これまで出会った患者さんたち，そして家族．また，Qやコラムの一部は名古屋大学医学部附属病院精神科レジデントのみなさんから出してもらった疑問を参考にしました．代表して当時レジデントだった玉越悠也先生にも感謝を．

2016年7月

宮内倫也

目次

第1章 まずは基本 — 1

- **Q 1-1** 精神療法とはそもそも何ですか？ — 2
- **Q 1-2** 医療者が診療でこころがけることは何ですか？ — 6
- **Q 1-3** 患者さんを理解することの第一歩は何ですか？ — 9
- **Q 1-4** "共感"って難しいですか？ — 12
- **Q 1-5** DSMは間違っているって言う人がいますけど… — 15
- **Q 1-6** 患者さんの回復とはどういう状態を指しますか？ — 19

第2章 初診と再診で気になること — 23

- **Q 2-1** 初診に時間はかけるべきですか？ — 24
- **Q 2-2** 聞きづらい症状はどうやって尋ねますか？ — 29
- **Q 2-3** 診断はできるだけ早く付けるべきですか？ — 33
- **Q 2-4** ご家族とお話しする時の心構えは何ですか？ — 36
- **Q 2-5** 患者さんが思うように改善しない時，どうすれば良いですか？ — 40

第3章 お薬の一般的な注意点 — 45

- **Q 3-1** 処方する薬剤の説明はどのようにすると良いですか？ — 46
- **Q 3-2** 薬剤の減量/中止で注意することは何ですか？ — 49
- **Q 3-3** きちんと内服してくれない時はどうすれば良いですか？ — 53
- **Q 3-4** 漢方薬を使ってみたい時，どう勉強すると良いですか？ — 57
- **Q 3-5** 運転や妊娠との相性はどうですか？ — 60

第4章 統合失調症 — 65

- **Q 4-1** 統合失調症はどんなイメージを持つと良いですか？ — 66
- **Q 4-2** 幻覚妄想やプレコックス感があれば統合失調症ですか？ — 72

v

Q 4-3	幻聴や妄想についてどう心理教育をしたら良いですか？ ── 75
Q 4-4	抗精神病薬同士の違いをどう理解したら良いですか？ ── 79
Q 4-5	錐体外路症状が出現した時，抗コリン薬を追加すべきですか？ ── 85
Q 4-6	慢性期統合失調症の患者さんの抗精神病薬は減量できますか？ ── 89

第5章 双極性障害 ── 93

Q 5-1	双極性障害は過剰診断ですか？　過少診断ですか？ ── 94
Q 5-2	Ⅰ型とⅡ型に明確な違いはありますか？ ── 98
Q 5-3	双極性障害診断ではどこに気をつければ良いですか？ ── 102
Q 5-4	心理教育はどのように行いますか？ ── 106
Q 5-5	気分安定薬の選択と抗精神病薬の使い方はどうしますか？ ── 111
Q 5-6	うつ病相の薬剤治療に困っています… ── 115

第6章 うつ病 ── 121

Q 6-1	メランコリー親和型うつ病が本当のうつ病ですか？ ── 122
Q 6-2	うつ病は励ましたらダメと言いますが…？ ── 126
Q 6-3	心理教育はどう行うと良いですか？ ── 129
Q 6-4	抗うつ薬はどう選ぶと良いですか？ ── 133
Q 6-5	患者さんの意欲がなかなか上がってこないのですが… ── 138

第7章 不安症・強迫症・PTSD・適応障害 ── 143

Q 7-1	不安症や強迫症と診断する時に気をつけることは何ですか？ ── 144
Q 7-2	心理教育はどう行うと良いですか？ ── 147
Q 7-3	ベンゾジアゼピン系の依存をつくらないためにはどうすれば良いですか？ ── 151
Q 7-4	PTSDの治療薬剤にはどのようなものがありますか？ ── 154
Q 7-5	PTSDの非薬物療法を尋ねられたらどうすれば良いですか？ ── 158
Q 7-6	適応障害の診断が漠然としていてあまり存在価値が分からないのですが… ── 162

第8章 身体症状症 — 167

- Q 8-1 身体症状症と身体表現性障害の違いは何ですか？ — 168
- Q 8-2 心理教育はどうしますか？ — 170
- Q 8-3 診療の実際はどのようにしますか？ — 174

第9章 睡眠障害 — 179

- Q 9-1 「眠れない」という患者さんに対して
  まずすることは何ですか？ — 180
- Q 9-2 一次性不眠や概日リズム睡眠障害の
  最初に行うべき治療は何ですか？ — 184
- Q 9-3 悪夢を何とかしたいと言われますが，どうすれば良いですか？ — 188

第10章 アルコール依存症 — 191

- Q 10-1 アルコールについてどうやって聞き出すと良いですか？ — 192
- Q 10-2 どのように指導をすると良いですか？ — 196
- Q 10-3 アルコール依存症の患者さんに優しくなれません… — 201

第11章 摂食障害 — 205

- Q 11-1 摂食障害は外来でもやっていけますか？ — 206
- Q 11-2 初診ではどのように話をすると良いですか？ — 210
- Q 11-3 軽症での治療ポイントは何ですか？ — 214
- Q 11-4 患者さんの状態が一進一退で膠着状態です… — 218

第12章 パーソナリティ障害 — 223

- Q 12-1 そもそもパーソナリティ障害ってどういう疾患ですか？ — 224
- Q 12-2 境界例と境界性パーソナリティ障害は同じですか？ — 228
- Q 12-3 パーソナリティ障害の診断は難しいですか？ — 232

- Q 12-4 境界性パーソナリティ障害の心理教育はどうしますか？ ── 236
- Q 12-5 境界性パーソナリティ障害治療の心構えを教えて下さい ── 240
- Q 12-6 自己愛性パーソナリティ障害にはどんな特徴がありますか？ ── 244

第13章 認知症 ── 249

- Q 13-1 認知症の疾患同士の鑑別はどうすれば良いですか？ ── 250
- Q 13-2 どの疾患から勉強をすれば良いですか？ ── 254
- Q 13-3 BPSDはどのように対処しますか？ ── 258
- Q 13-4 薬剤を使う時の注意点は何ですか？ ── 262
- Q 13-5 ご家族に気をつけてもらう点は何ですか？ ── 268

第14章 発達障害 ── 273

- Q 14-1 成人で自閉スペクトラム症を疑う時はどんな状況ですか？ ── 274
- Q 14-2 自閉スペクトラム症には
  どんなイメージを持つと良いですか？ ── 278
- Q 14-3 感覚鈍麻や感覚過敏はどのように説明できますか？ ── 282
- Q 14-4 自閉スペクトラム症の診断は
  レッテル貼りだと批判されることがあります… ── 285
- Q 14-5 患者さんにはどのように対処すると良いですか？ ── 288

索引 ── 293

COLUMN

1. 医療者の外見 ―― 8
2. 精神科志望の初期研修医は何を勉強すべき？ ―― 18
3. 外在化のテクニック ―― 32
4. 診療時間と予約間隔 ―― 43
5. お薬の色や形を知っておく ―― 52
6. デポ剤を勧める時 ―― 56
7. テツガクしましょう！ ―― 70
8. 生活リズムは大事です ―― 110
9. 患者さんが来なかったら ―― 125
10. 身体疾患を考える時 ―― 141
11. 病院見学で重視するところ：その１ ―― 164
12. 病院見学で重視するところ：その２ ―― 177
13. 似てるかも？　静脈ルート確保とクレーンゲーム ―― 183
14. 引き継ぎは繊細 ―― 187
15. これからのために ―― 190
16. 診察室の雰囲気 ―― 200
17. 受容と強要 ―― 213
18. エビデンスとナラティブ ―― 247
19. 専門用語の功罪 ―― 261
20. 言語学に愛の手を ―― 292

第1章

まずは基本

Q 1-1 精神療法とはそもそも何ですか？

A 人と人との"あわい"を大切にすることです

　精神療法の定義はさまざまですが，例えば精神分析（分析的精神療法を含む）や行動療法，対人関係療法などがあり，特に精神分析は実に精神科っぽく，精神科医を惹きつけます。私がしっくりくる定義は小此木啓吾先生の

「精神療法とは治療者・患者間の精神的相互作用を通じて，患者の心身に何らかの治療的変化を起こす治療法」

というものであり，人と人との間における精神的相互作用という視点は必ず持っていたいですね。この見かたは精神分析にも生きているのです，実は。

▶ "あわい"への視線

　精神分析と言えば"患者さん1人の内的世界を描き出す治療法"というイメージが強いかもしれません。確かに古典的なものはそうなのですが，今は事情がちょっと異なります。フロイトから自我心理学，対象関係論，自己心理学が枝分かれし，そして現在注目されているのが，ミッチェルなどによる関係精神分析，オグデンの分析の第三主体，ストロロウの間主観的アプローチなど。これらがアメリカで勃興したのです。

　つまり，"関係"や"間主観的"という言葉が示すように，1人の内的世界という考えから徐々に医療者の関与による影響を考慮して，そこでの出来事を考えるようになってきた歴史があります。例を挙げると，ストロロウ

の間主観的アプローチでは，心理現象は患者さんの主観世界と医療者の主観世界との相互的な交わりにおいて生じるものであり，その中で理解し治療することを重要視しています．面白いのは，精神病理学者である木村敏先生の提唱した"あいだ"が，精神分析の発展とつながってくるということ（私が勝手に思っているだけですが）．木村先生はさらに"水平のあいだ"と"垂直のあいだ"を考え，空間として，体験的時間として，その広がりをもたらしています．

　精神分析の流れや精神病理などを勉強してみた結果，患者さんの苦しみの理解や医療者の行う精神療法は，**人と人との"あわい"が大事**なのではないかと思うようになりました．治療により患者さんのいる"あわい"がゆとりある色合いになっていくことが，症状の改善につながるキーポイント．それは行動療法でも対人関係療法でも同じこと．うつ病や不安症でも治療法の違いでそれほど改善度合いは大きく変わらないことが示唆されている今[1-3]，そこの共通項目である"あわい"の彩りに意識を向けてみることが求められている，と考えています．過去の"あわい"と現在の"あわい"に思いを馳せて，目の前の患者さんに関わっていくことが精神科の基本姿勢なのでしょう 図1-1 ．

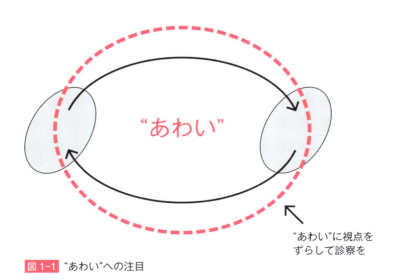

図 1-1 "あわい"への注目

Q 1-1 精神療法とはそもそも何ですか？

▶ "あわい"から産まれる"ゆとり"を大切に

"あわい"というのは"あいだ"よりも人と人との動的な過程をより重視している言葉。そして，"あわい"という言葉から連想される単語に"淡い"があります。私は"あわい"を用いることで，白黒というハッキリした様を表すものではなく，ほどよい"淡さ"をイメージしています。ハッキリというのは医療者の緊張を表し，それは患者さんにも伝わります。淡い力加減を頭の片隅に置いておくことが"ゆとり"を産んでくれる感じがします。

患者さんと医療者との"あわい"，そして患者さんの生活での"あわい"を大切にしましょう。そして，その"あわい"の中で"ゆとり"を持てるかどうか。"ゆとり"があれば人のこころのエネルギーは保たれますが，"ゆとり"がなくなってくると，つらさが増してきてその対処としての症状を呈するようになります。こころは水風船みたいなもので，つらさがどんどんたまると破裂してしまいます。その破裂を避けるために，つらさの代名詞としての症状を水風船から汲み出していると理解できましょう。

その"ゆとり"は，ほどよさ（good enough）です。"ほどよい"ということは，少しばかりの"ズレ"があることをも意味し，その"ズレ"を医療者は大事にしましょう。患者さんのすべてを分かろうとするのはおこがましいことですし，またズレのないことは一体化を意味し，その先は患者さんと医療者との境目がなくなってしまいます。それは決して治療にはならないですね。

"あわい"の"ゆとり"をもたらす工夫として，治療に用いる言葉のみならず，態度への細かい配慮をしましょう。言葉の効果を引き出すために，診察室の空気を意識し，医療者の"態度"にもメッセージを込めます。同じ言葉でも，医療者の態度—それは声色や声の大きさや視線なども含めますが—によって大きく意味が変わり，これまでの医療者との関係性によっても変わります。精神分析で"転移"や"逆転移"とされている現象も，現在そして過去の"あわい"で起きていると整理がつきます。"あわい"を常に考えることで，言葉やそれに乗せる態度の持つ力にも意識が向くようになるでしょう。

淡さを淡さのまま受け止めること。その"あわい"の"ゆとり"に思いを巡らせて，患者さんとの関わりをつくりあげようとする。医療者がもたらすことのできる効果はそこにあるのだと思います。医師や心理職に限らず，

看護師さんや作業療法士さんにも意識してもらいたい感覚。難しい専門用語ではないので，多くの人がイメージしやすいかな？　とも感じています。

> **Take Home Message**　患者さんの過去の"あわい"に思いを巡らせながらも，現在の"あわい"を"ゆとり"あるものにしましょう。焦らず，診察室の中から始めていくことが肝腎です。

文献

1) Elkin I, et al：National Institute of Mental Health Treatment of Depression Collaborative Research Program. General effectiveness of treatments. Arch Gen Psychiatry. 1989 Nov；46(11)：971-982；discussion 983.
2) Barth J, et al：Comparative efficacy of seven psychotherapeutic interventions for patients with depression：a network meta-analysis. PLoS Med. 2013；10(5)：e1001454.
3) Leichsenring F, et al：Long-term outcome of psychodynamic therapy and cognitive-behavioral therapy in social anxiety disorder. Am J Psychiatry. 2014 Oct；171(10)：1074-1082.

Q 1-2 医療者が診療でこころがけることは何ですか？

A 自分自身の"ゆとり"です

　精神療法には"あわい"の"ゆとり"が大切だとお話ししました（→p. 4）。繰り返しですが，人は誰しも"ゆとり"がなくなると，笑い飛ばすことができなくなり，些細なことにも腹を立ててしまい，関係性が悪化します。それがさらに"あわい"の彩りを失わせるでしょう。早朝の出勤ラッシュにおける電車の席取り合戦は，見ていて「みんな"ゆとり"がないなぁ…」と苦しくなります。

　現在の"ゆとり"のひずみは，過去の出来事の意味すらも変えてしまいます。 ある産後うつ病の患者さんは，幼少時に母親に面倒を見てもらえなかったことが自分自身のうつ病の原因だと考えていました。しかし，うつ病が改善してくると「あの時の母親はとても忙しかったから，仕方がなかったのかな」と，良い意味での"あきらめ"が生じ，母親を承認できるようになったのです。

　つまり，現在の"ゆとり"がなくなればなくなるほど，視野の狭小化が進みます。逆を言えば，現在の"ゆとり"を慈しんでいくことは，過去の意味付けすらも"ゆとり"あるものとしてくれる可能性があります。起こってしまった現象そのものは変えようがありませんが，そこにどのような意味を乗せるかは，人と人とのつながりが重要な役割を果たすと考えています。

　これは医療者にももちろん当てはまり，日々の診察に影響をもたらすでしょう。患者さんのちょっとした一言に「イラッ」としてしまい，きつい言葉を返してしまう。"ゆとり"があればいろんな解釈ができる言葉や態度も，医療者に対する攻撃にも感じてしまう。それは患者さんと医療者との"あ

わい"すら変えてしまうのです。

　不眠や過労が続いたり，愚痴を言う仲間や家族がいなかったり。そんな日常生活の積み重ねは，"あわい"を硬く緊張したものとしてしまいます。医療者は，自分自身の生活をまず"ゆとり"あるものとすることが欠かせません。自分の"あわい"がすさんでいる人は，他人の"あわい"を大切にすることに苦労するでしょう。他の科からは「精神科は暇そうで良いなぁ」と見えるかもしれませんが，実は日々の診療を良いものにするためにやむなく（？）"ゆとり"をつくっているのでした。

　医療者には医療者の生活があり，患者さんには患者さんの生活があります。その2つの"あわい"が出会う場こそ，診察室なのです 図1-2 。医療者が診察室の"あわい"を大切にするためには，医療者の生活に"ゆとり"がなければなりません。患者さんに"ゆとり"のおすそ分けをするイメージを持ってみましょう。

　医療者は患者さんに日常生活の"養生"を促します。しかし，その"養生"を大切にするのは，医療者においても同じなのでした。

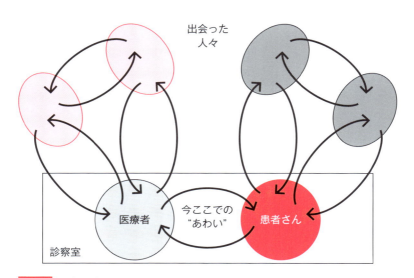

図1-2　両者の"あわい"

> **Take Home Message**　医療者自身の"あわい"を"ゆとり"あるものにすることが，診察室での"あわい"もほどよくし，それが患者さんの生活の"あわい"に良い響きをもたらします。

COLUMN 1　医療者の外見

　外見は第一印象に重要。「見た目で人を判断してほしくないね」と思う人もいるかもしれませんが，多くの人は見た目の印象を結構引きずるものです。奇抜な格好をするなというわけではありませんが，そのような格好をするのであれば，"マイナスからスタートしている"という事実を受け入れましょう。それをせずに「見た目で判断するな！」と叫ぶのは，エゴにもつながりかねません。そのマイナスを挽回するくらいの誠実さが必要とされます。

　精神科臨床をしている医療者が診察のたびに髪型や服装が著しく変わる，なんてことはそうそうないと思います。診察の場は"ゆとり"ある"あわい"となるべき場で，特にパーソナリティ障害の患者さんにとって変わらないことは"破壊されず報復もしない安定した母親対象"の意味もあります。それを知っているのであれば，外見をガラリと変えるようなことはやめようと考えるはず。ありきたりな答えかもしれませんが，あくまでも"常識の範囲内"というのが大切。自閉スペクトラム症の患者さんの中には，相手の服装や髪型が変わると同一人物だと認識できない人もいます。そのような状況を多く経験する医療者であれば，その"常識"もさらに狭くなるかもしれません。

　ちなみに，私は白衣の下にスクラブを着ていることがあるのですが，統合失調症急性期の患者さんがそれを見て「手術する気か！　やめろー！」と興奮してしまったという失敗経験があります…。やはり精神科に似合わない服装はやめた方が良いですね。身を以て学びました。

Q 1-3 患者さんを理解することの第一歩は何ですか？

A 症状は患者さんなりの対処なのだと思うことです

　精神科領域では，なかなかこちらの理解に苦しむ症状を呈する患者さんが多いです．代表例は言わずもがなですが，統合失調症の幻覚妄想でしょう．

▶ 精神病理学以上のものを

　若き日のヤスパースが提唱した"説明"と"了解"は，精神科医であれば誰もが知っていること．彼は精神病理学を科学たらしめんとし，この2つの概念を持ち出しました．しかし，精神分析や人間学的精神病理学により，"説明"が妥当であるとされる患者さんの症状にも"了解"をできるところまで響かせることの重要性が謳われました．それにより，先述した統合失調症の幻覚妄想は自ら解体されるような，まさに寄る辺のない内なる不安を何とかして位置づけるために，"外"から迫害されるという対処を取ったものと理解する人も出てきました 図1-3 ．だから統合失調症の症状は「誰かから◯◯される」という"受け身"系が多いとも言われます．

　ヤスパースも後年は『Allgemeine Psychopathologie』の第4版〔日本語では『精神病理学総論』[1]〕において新たに第6部「人間存在の全体」を書き加え，精神科臨床には精神病理学以上のものが求められるという方向性を示し，臨床では人間存在を感じ取ることが重要だと考えたのです．しかし，忘れてはならないのは，そういった哲学的な考えを精神病理学に持ち込むことを是認したわけではないということ．人間存在の全体は科学の対象ではない，その一線を保ったところに科学の純粋性を追求したヤスパースの姿勢が感じ取れます．

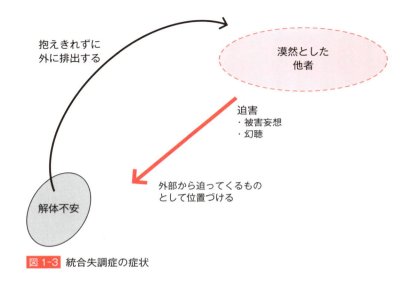

図1-3 統合失調症の症状

▶ 理解できないところも大切に

　臨床の世界にいる私たちが患者さんを"理解する"とは，格式張った哲学とまでは行かなくとも「患者さんが生きるために症状を呈している」「症状には何かしらの"意味"があるのかもしれない」と思いを馳せることになるでしょう。それは，少し前にお話ししたように，症状はつらさへの対処なのだ，という認識（→p. 4）。リストカットに代表される自傷は，どうにもならないつらさでいっぱいになってしまったこころの緊張を緩和するために，傷を付けて穴をつくることでつらさを逃しているのかもしれません。もしくは，空虚なこころを少しでも満たすために，痛みを感じているのかもしれません。よって，代替案なく自傷を無闇に取り上げられたら，もっと自己破壊的な行動に移ってしまう可能性もあるでしょう。

　はっきり言って，そんな理解が正しいかどうかは分かりません。しかし，そのように感じ取ることが，何とか患者さんを分かりたいという姿勢につながり，診察室の"あわい"を優しいものとするでしょう。いったん与えられた症状の否定的な意味に新しい視点をもたらすことは，生きることへの肯定を産みます。もちろん症状を理解しっぱなしにするのではなく，意味付けをした上でどう取り組んでいくかという足場を提供していく必要があ

ります。

　理解しようとする姿勢。ただし，何でも理解してしまうのは行き過ぎの誹りを免れません。これまで述べたように，1人の人間すべてを了解する/了解できるというのは，単なる思い上がり。病める者の持つ苦しみは，健常とされる者にはどこかで分からないところがあります。私たちは，分かるところと分からないところの断絶を感じながらも，その"分からない"を大切にしていく必要性があるのだと思います。それが1人の人間と1人の人間が出会い，それぞれ生きていくことなのだと思います。

> **Take Home Message**　症状をつらさの対処として考えてみましょう。理解できるところと同時に理解できないところも大事にし，診察室における"あわい"をほぐしていくことが大事です。

文献
1) カール・ヤスパース(著)，内村祐之，他(訳)：精神病理学総論 上・中・下巻．岩波書店，1953，1955，1956．

Q 1-4 "共感"って難しいですか？

A とっても難しいです…

　診察では「共感しろ」と判で押したように言われます。病院の"接遇"研修でもそう言われたかもしれません。ただ，共感というのは，自分で「俺は今，猛烈に共感している…！」と思うようなものではなく，患者さんとの関係性の中で成立する言葉。共感したと思っていても，患者さんが「分かったフリしやがって…」と感じてしまったら，それは共感になりません。少し例を見てみましょう。

患者さん　「がんになってからは，いつ死ぬんだろうと本当に不安で…」
医療者　「そうですね，分かります」
患者さん　「治療してからもいつ再発するのかと…」
医療者　「怖いんですね，分かります」

　このように「○○ですね，分かります」というような返しをする医療者も多いのではないでしょうか。この発言によって「あぁ，俺は"共"に"感"じているのだ」と考えてしまっているかもしれません。

▶ "分かったつもり"は逆効果になることも

　共感が大切だということで，終末期の身体疾患患者さんに対して，レジデントと看護スタッフにコミュニケーション訓練を行い，それによりケアの質がどう変化するかを示した報告があります[1]。そこではケアの質が改善せず，なんと患者さんの抑うつが逆に強まってしまったという驚きの結

果になりました。これは何を意味するのでしょう？

　付け焼き刃の共感(もどき)は，ともすると"分かったつもり"になりがちです。それは"同情"や"憐憫(れんびん)"に類するもの。実は，患者さんには「分かってほしい」こころと「やすやすと分かられてたまるか」というこころの両方が存在し[2]，"分かったつもり"は後者を刺激し「健康なお前に何が分かるんだ！」といった気持ちを患者さんが抱くかもしれません。上記の報告はそれを表していたのだと思います。

▶ 他人を知ることの限界を受け入れる

　真の共感は，言うは易く行うは難し。浅い理解で分かったつもりになることも，分かろうとし過ぎて患者さんのこころにずかずか入っていくことも，悪影響になりかねません。それは精神療法の"副作用"と表現できるでしょう。「他者のすべてを分かることは不可能なのだ」という当然の前提にまず立つことが求められると思っています。繰り返しになりますが，知ることには限界性があるのです。それを真摯に受け止めた上で患者さんとの共通理解を探り，その果てに症状や行動に対して受容的な態度を示すことが大切。つまりは

「確かに，あなたの置かれた状況であれば，呈したその感情や行動も無理からぬことである」

という"認証(validation)"を行ってみましょう。

　分かり合えない"秘密"を大切に。変な言い方をすると"理解しきれないところがあるのだと理解することを含むことで，理解が成立するのだ"となるかと。そこで生まれる認証こそが，１人の人間としての患者さんに対する共感となるのだと考えています。そして，言葉だけではなく，ちょっとした沈黙や表情や声のトーンといった修飾因子も大切なのは言うまでもないでしょう。先ほどの対話例を認証風にして，この項はおしまい。

患者さん　　「がんになってからは，いつ死ぬんだろうと本当に不安で…」
医療者　　「…いつ死ぬんだろうという不安がやって来るんですね」

患者さん 「治療してからもいつ再発するのかと…」

医療者 「いつ再発するか…。確かに，今の状況だとそう思われるのも無理はないかと思います」

> **Take Home Message**
> "共感"は分かったつもりになりやすく，また分かろうとして力技のようになってしまうことも侵襲的です。分からない部分を大事にして，"認証"を行いましょう。

文献
1) Curtis JR, et al：Effect of communication skills training for residents and nurse practitioners on quality of communication with patients with serious illness：a randomized trial. JAMA. 2013 Dec；310(21)：2271-2281.
2) 土居健郎：新訂 方法としての面接—臨床家のために．医学書院，1992．

Q 1-5 DSMは間違っているって言う人がいますけど…

A 使い方の問題なのでしょう

　DSM（Diagnostic and Statistical Manual）は症状のチェックリストであり，それによって精神科医が熟慮せずに疾患名を乱発するようになった悪の権化である，なんてことが言われています。中には「DSMが出る前の昔の精神医学はいろいろ考えていて優れていたのだ」と懐古主義になる人も。

▶ ではDSMがない時代はどうだったのか？

　しかし，若手の特権かもしれませんが「本当に昔はそんなに良かったのか？」と懐疑的になります。DSM，特にDSM-Ⅲ登場以前の精神医学は，さまざまな疾患名が飛び交う，さながらカンブリア紀の様相を呈していました。"躁うつ病"と言われた患者さんが違う地域では"非定型精神病"と診断されるということも起こり，また同じ疾患名でも人によって定義が異なるということも多かったのです。疾患名や病因の百花繚乱，複雑怪奇，机上の空論。そんな状況で登場したDSM-Ⅲは精神科医に強いインパクトを与えたと言われます。姿を現したのには必然性があったとも考えられます。

　米英研究という，1974年に発表された古典的な研究があります[1]。そこでは，同一の患者さんの診断がアメリカとイギリスで異なる傾向にあったというもので，アメリカでは統合失調症（当時の日本での呼称は精神分裂病），イギリスでは躁うつ病と診断されることが多かったという何とも複雑な気分になる結果。その研究では統一した診断基準を導入し，そうしたら診断が一致するようになりました 図1-4 。「昔は良かった」とはさすがに言えないのではないでしょうか…。

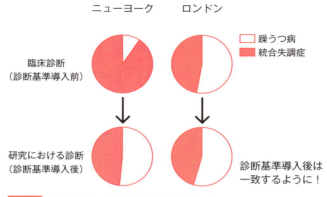

図1-4 アメリカとイギリスで診断が異なる！
〔Gurland B, et al：The diagnosis and psychopathology of schizophrenia in New York and London. Schizophr Bull. 1974 Winter；(11)：80-102 より〕

　しかも自閉スペクトラム症についても触れておくと，アスペルガー症候群という概念はローナ・ウィングによって再発見されたのが1981年なのです。本当はハンス・アスペルガーという小児科医が"自閉的精神病質"として1944年に報告したのですが，第二次世界大戦中のことで，かつ書かれた論文がドイツ語であり英語でなかったため，ウィングが見つけるまで埋もれたままでした。ということは，昔の精神医学はアスペルガー症候群が存在する，さらには小児期を過ぎてからも大きく精神症状に影響を及ぼすことなど考えられていなかったのです（成人の自閉スペクトラム症への注目は本当に最近ですが）。ブランケンブルクという精神病理学の大御所が記した『自明性の喪失──分裂病の現象学』[2]は統合失調症の本質を見たものとして評価されていますが，ここに出てくるアンネ・ラウという患者さんは歩行も言語発達も遅く，小さな頃は友達も作れずかなり風変わりな子どもだったと記載されています。本当にこの患者さんは純粋な統合失調症だったんでしょうか…？

▶ 安易な分類は慎むべし！

　以前の精神医学が評価されるべきは，個々の患者さんの"苦悩"とも言える生き方を追っていった点だと思います。精神科臨床は人の実存に関わる

ことの多い分野であり，そこは頭の片隅に留めておかねばならないでしょう。しかし，DSM はそれを放棄せよと言っているわけではありません。きちんと"**熟練した臨床家が臨床的有用性を持った診断のための補助として使うように**"と繰り返し述べているのです。人々は健常と障害とに分節されますが，DSM のこの言葉は「**安易な分節をしないように！**」というメッセージ。その人の世界を症状に分節していくことは野蛮になり得ることを認識しつつ，患者さんに真摯に接するべきであり，それが実感できてこそ"訓練された臨床家"でしょう。そこを飛ばして，ポケットサイズの手引ばかり読んで事足れりとしてしまっている精神科医こそが過ちを犯しているのです。非難されるべきは DSM そのものではなく，それを安易な方法と早合点した彼らでしょう。さらに DSM をめくると，各疾患の診断基準に"**他の疾患では説明がつかないこと**"と書かれています。そこを無視して「抑うつ気分だからうつ病の基準を満たすかチェックしておしまい」という使い方が責められるべきなのです。抑うつ気分を来たすさまざまな精神疾患・身体疾患を考慮せずに自分で勝手にアタリを付けてそのチェックのためだけに DSM を使うという愚行は改めなければなりません。

　DSM は確かに不完全です。まだまだ評価者間の一致率も低く，診断基準そのものも改善の余地が大いにあるでしょう。しかし，以前のように，悪く言うと個々の精神科医の自己満足的な診断でとどまっていてはいけない，そう思います。これからも DSM は発展していくでしょうし，DSM 的な症状記載ではなく生物学的にアプローチするための RDoC(Research Domain Criteria) という分類法も進んでいます。こうした新たな基準は DSM との対話から生まれたものであり，そういった点からも DSM がつくられた意義は大きいでしょう。しかしながら，現代の精神医学は期待された生物学の方面からなかなかブレイクスルーが出現せず，薬剤開発も滞り気味。ちょっと閉塞感すら漂っています。そんな苦しさを否認して DSM のせいにしてしまっているのかもしれませんね。

　「こんなこと書いて大丈夫…？」と心配になるかもしれませんが，エライ先生がたがこの本を読むことは(たぶん)ないので心配ご無用なのです。

> **Take Home Message**
> DSMの登場には必然性がありました。DSMそのものが悪いわけではなく，使い方をしっかり勉強しない精神科医がダメなのです。1人の人間と接しているという重みを感じながら，DSMをうまく使いましょう。

文献

1) Gurland B, et al：The diagnosis and psychopathology of schizophrenia in New York and London. Schizophr Bull. 1974 Winter；(11)：80-102.
2) W. ブランケンブルク(著)，木村 敏，他(訳)：自明性の喪失―分裂病の現象学．みすず書房，1978.

COLUMN 2　精神科志望の初期研修医は何を勉強すべき？

　初期研修医のうちは仮に精神科志望であっても，というか精神科志望だからこそ，"身体疾患の勉強"をして欲しいと思います。精神科医になったら精神疾患に否が応でもどっぷり浸かるわけですから，そうなる前は身体疾患のお勉強を。つまりは普通の研修をするべき。これは私が医局の教授から教えられたことでもあります。

　身体疾患の中には精神疾患の大事な鑑別となるものがあります。しかし，"精神科の患者さん"というラベリングがいったんなされてしまうと，それはなかなか洗い流せないものなのです。よって，"精神科医こそ身体疾患を鑑別する最後の砦"という心がけを。鑑別となる身体疾患への目配りを怠らないためにも，研修医のうちは身体疾患の勉強をして身体疾患を持つ患者さんに接しておきましょう。「尤度比って何？」という精神科医がいまだに多いのは悲しいことです。

　研修医のうちから精神病理学の難しい本を読んだり，精神分析のちょっと摩訶不思議な本を読んだり，言語学を学んだりする必要はないですよ。それは精神科医になってからちょっとずつで結構です。研修医のうちは身体疾患を「これでもか！」というくらいに勉強してくださいまし。"今"に浸ってその中でもがくことこそ，将来の原石。

Q 1-6 患者さんの回復とはどういう状態を指しますか？

A 病気から"気づき"を得て"ゆとり"を持つことです

　患者さんは症状に苦しみ，それから早く脱したいという思いを持ちます。私たちもそれに応えたいと思って日々診療しています。普段何気なく使っている「治る」「良くなる」という言葉，つまりは"回復"ですが，これは患者さんと医療者の間，医療者と医療者の間でも意味が異なっていることが往々にしてあるのです。

▶ 病気の前にもどることは回復と言えるか？

　患者さんからは「回復＝病気の前に戻ること」という意見を聞きます。しかし，それは本当に正しいのでしょうか？　少し診察風景を見てみましょう。

患者さん　「おかげさまで少し気持ちが楽になってきました」
医療者　「それは何よりでした。○○さんが養生を続けてくれているのが大きいですよ」
患者さん　「ありがとうございます。でも早く治りたいですね」
医療者　「そうですね，その気持ちはごもっともだと思います。ちょっと変なことを聞きますけど，今『早く治りたい』っておっしゃいましたよね？」
患者さん　「はい」
医療者　「○○さんの言う"治る"って，どんなことを指しているんですか？」

患者さん	「え…？　そりゃあ，病気になる前に戻ることですよ」
医療者	「そうでしたか」
患者さん	「そうですけど」
医療者	「病気の"前"に戻ると，どうでしょう。また病気にならないかなってちょっと思っちゃったんですけど」
患者さん	「あー，前だからですか」
医療者	「そうです。だから，病気の前に戻るってことは，病気の種がある状態に戻ることだと思うんですよ」
患者さん	「種ですか」
医療者	「これまでの生活でどこか無理をしなければならなくなって，病気の芽が出てどんどん大きくなってしまった。病気の前に戻ると，また種の段階に戻ること。そうしたらまた芽が出て大きくなって…，の繰り返しになりませんか？」
患者さん	「…そうですね。言われて初めて気づきました」
医療者	「だから，治るっていうのは前に戻ることじゃないんです，実は。これまでの生活で無理があったことに気づきを得てもらって，今後の人生を過ごしてもらうことかなと私は考えています」
患者さん	「うーん，確かにそうですね。そうか，気づくのが大事ですよね」

治療の目標は回復ではありますが，それは"健康だったあの頃に戻る"ことではありません。こんな感じでイラスト 図1-5 [1]) を描きながらお話ししてみましょう。

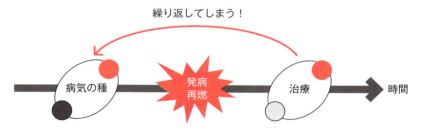

図1-5 "病気の前に戻る"とは？
（宮内倫也：ジェネラリストのための"メンタル漢方"入門―抗うつ薬・抗不安薬を使うその前に．p192，日本医事新報社，2014 より一部改変）

理想的には「病気から気づきを得てもらって，あの頃よりも"ゆとり"を持って過ごしましょう」ということが医療者の指す"回復"です．ちょっと不格好だって良いんです．助け助けられ，そんな関係で生きていくことが大事なんだと思います．最近は「人生って"おかげさま，おたがいさま"ですよ」と押し付けないようにそっと添えるようにお話しすることもあります．人と人との"あわい"を慈しんで，決して孤立することのないように．

> **Take Home Message** 健康だったあの頃に戻るのではなく，気づきを得てほどよい"あわい"の中で生きていけるようにそっと促すことが大切！

文献

1) 宮内倫也：ジェネラリストのための"メンタル漢方"入門―抗うつ薬・抗不安薬を使うその前に．日本医事新報社，2014.

第2章

初診と再診で
気になること

Q 2-1 初診に時間はかけるべきですか？

A かけるべき！でも内容には強弱を付けて

　初診はとても大事であり，笠原嘉先生がおっしゃるように"初診にかけた時間は報われる"のです[1]。病院によっては患者さんの再診の合間に初診がねじ込まれることもあり，そういう時はなかなか時間を割くことはできませんが，その中でも可能であれば長めにしたいところ。その初診では，**未来志向の変化**を一番の目標にしていきたいものです。

▶ 初診は"良くなりたい"という思いが最も強い時期

　なぜかと言うと，第一印象の勝負というのもありますが，要は**患者さんが"一番気合が入っている"**時が初診だからです。患者さん自身が「ヤバイなぁ。何とかしないと…」と思い，勇気を出して精神科のドアをくぐっています。予約がいっぱいでしばらく待つことも多いため，受診する日は「やっとこの日が来た」と思っているかもしれません。精神症状で大変な時期ではありますが，裏を返せば良くなりたい思いが最も大きくなっている時でもあるのです。このタイミングを利用しない手はない。

　診察を繰り返すと良くも悪くもマンネリ化してしまい，特に疾患の改善が思わしくなく何となく薄雲がかかっているような慢性期に入ると，ちょっとこちらも苦しくなります。良くなりたいという思いが強い時期，良くなるんじゃないかという期待が強い時期に種まきを私たちがしておく必要性があるでしょう。

　この初診で何に重点を置くかは，人によってかなり異なるかもしれません。生育歴や過去の外傷体験を重視する医療者もいますが，それを現在の

状況と結びつけるのは過去志向であり，「運命なのだ」「こうなってしまったのは過去のせいだ」と考えてしまい，なかなか先に目線が移せないことも．そして，過去と現在をつなげることの悪い点は「いかようにも説明できてしまう」ことにあるでしょう．何でも理屈（場合によっては屁理屈）で因果を解説できてしまい，その過去の一点に患者さんを落とし込んで固定させてしまう弊害もあり得ます．もちろん過去をたどるなと言っているわけではなく，現在といたずらに結びつけるよりは，過去は"どう患者さんが生き抜いてきたのか"を知るための財産と考えましょう．

▶ ビギナーはどうする？

　昔のことに時間を割き過ぎない方が良いかもしれません．診察を重ねながら聞けることは配分を少し落とし，患者さんの変化への動機が最も高い初診では視点を"未来を見据えた現在"に移し，患者さんが「こうありたい」という未来に向けて現在どう踏み出していくかを考える方が解決に向かう気もします．現在の"あわい"を"ゆとり"あるものとするイメージを持ちつつ，今の状況に患者さんがどう取り組んでいけば良いかについて話し合うことになるでしょう．現在の行動が未来につながり，また過去の意味付けも変容せしめる可能性があるのです．

　手順としては，困っている症状に肯定的な意味付けを行い，少し視野を広げいくばくかの安心感を提供します．そして，症状そのものではなく患者さんが症状に"とらわれていること"が現状を苦しいものにしていると気づいてもらいます．その上で，とらわれから脱却して"こうありたい"という未来像に近づけるためにはどのように生活をしていけば良いのか，それを考えてもらうことになります．どうなりたいのか，それに向かって患者さんがどう行動すれば良いのか．"千里の道も一歩から"と言いますが，千里（こうなりたい未来像）を思い描き，そのための一歩（今これからできること）を踏み出す，この2点をトコトン考えてもらい，医療者は患者さんがくじけないように援助します．もし「症状が楽だな」「症状があったけど何とかやっていけたな」と感じた時があれば，どんな些細なきっかけでも良いので聞き出し，それをもっと膨らませるように促しましょう．現在地点を確認して未来をどうつくっていくか，これに初診の時間は使うべきだ

と思っています。

医療者	「何となく不安がワッとやってきて外に出るのが怖くなって，というのがお困りなんですね」
患者さん	「はい。そんなので不安になったらいけないって思うんですけど…」
医療者	「そんな中，今日は頑張って来てくれましたね」
患者さん	「はい。このままじゃダメだと思って…」
医療者	「そうでしたか。ありがとうございます。その不安ですが，不安になったらダメだって思うとますます考えて不安が強くなってしまうなんてことが？」
患者さん	「そうなんです。考えないようにしてもダメで…」
医療者	「実はですね，考えて不安になること自体は悪くないんですよ」
患者さん	「そうなんですか？」
医療者	「不安って人間にもともと備わっている感情で，不安になって行動を抑えてきたからこそ，危ない橋を渡らずに生き残ってきたんです。だから不安そのものは決して悪いものではないんですよ」
患者さん	「そうなんですね…」
医療者	「だから，○○さんに不安がやってくるのも身体がアラームを鳴らしてくれている証拠。変でも何でもないんですよ。ただ，それにアタマがとらわれてしまっているのが苦しくなっているところかなと思います」
患者さん	「はい」
医療者	「不安がやってきて，そうしたら緊張とか焦りとかが出てきて，それがさらに不安を強くして…。そんなとらわれ（図2-1の上）」
患者さん	「そうですね」
医療者	「とらわれさえしなければ，その不安も1つの感情だと思うんです。決して悪い奴ではない」
患者さん	「確かにそうですね」

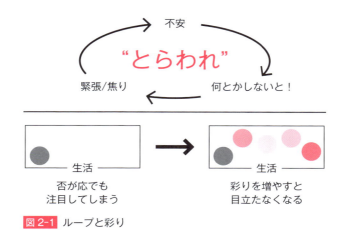

図 2-1 ループと彩り

医療者	「そういったのを踏まえて，○○さんはこの先どうなりたいですか？」
患者さん	「やっぱり不安にならないように…」
医療者	「お。ならないように頑張るととらわれが…」
患者さん	「あ，そうでした。そっか。不安があってもそのままにして外に出られれば一番良いですよね」
医療者	「そうですね。不安と戦うととらわれがやってくるので，戦わないのが良い方法だと思います。生活が不安一色になったら，どうしても注目してどうにかしようと思っちゃいますでしょ。でもその不安はそのままにしておいて，これまで楽しくやっていた趣味とかショッピングとかで生活に彩りを加えてあげると，ほら，相対的に不安が目立たない（図2-1 の下）」
患者さん	「あー，そうですね。これまで不安ばっかりであんまり外にも出てなかったから…」
医療者	「ということは，この先どうなりたいかっていうのは出てきましたか？」
患者さん	「はい。不安があっても良いから，諦めていた外出を少しやってみようと思います」
医療者	「良いですね。じゃあ，そうやって彩りを増やしていきましょ

う。最初はかなり大変ですけど，失敗したって良いですよ。まずはその気持ちが大切」
患者さん　「はい，ありがとうございます」
医療者　「大丈夫。〇〇さんは今日ここに来られましたでしょ。良い変化はもう始まっていますから。じゃ，その外出をトライするプランを立ててみましょう」

　このような流れが代表的。すんなり行くことは少ないので，さまざまな比喩やエクササイズを用いて症状をあるがままに感じていられるように持って行きます。とは言え，症状の勢いが強すぎて焦燥や抑制が目立つ時は，こころの休養を第一にして足場を固めるのが先決です。

　未来志向の姿勢で患者さんが実際にどのような行動をすれば良いのかについてもちょっと時間をかけて探ってもらい，こちらから「こうしてみよう」と提示するのはできるだけ避けたいものです。提示すると患者さんは自分で考えることをしなくなり，「次どうすれば良いですか？」といつも医療者に答えを求めるようになってしまいます。なので，患者さんに考えてもらい，こちらは出すにしてもヒントくらい。そして，患者さんがトライしてみる行動は失敗することを織り込み済みにして，ハードルを下げておくことも忘れずに。

　初診は変化を促す最大のチャンス。どんなことに困っているか，どうありたいか，そのために患者さんがどうすれば良いか。ちょっと未来に目を向けて，現在できる行動をじっくり考えてもらいましょう。もちろん，端々に患者さんを援助する姿勢をこちらが見せる必要がありますが。

> **Take Home Message**　変化の動機が最も高い初診を活かすことが大切。初診を周辺情報の収集のみで終わらせず，時間をかけて未来志向で患者さんの行動変化の後押しをしましょう。

文献

1) 笠原　嘉：精神科における予診・初診・初期治療．星和書店，2007．

Q 2-2 聞きづらい症状はどうやって尋ねますか？

A "神経の疲れ/緊張"から無理なく導いてみましょう

　聞きづらい症状，今回は希死念慮を例に挙げますが，そういったのはどうやって切り出して良いかちょっと困ることもあります。

▶ コモンな症状から広げていく

　大事なのは，主訴やよくある症状，伝わりやすい状態を足場にして問診を広げること。抑うつ気分，不安感，身体の疲労感などはコモンですし併存も多いです。かつ，睡眠障害はほとんどの精神疾患で生じます[1]。この辺りを手がかりにして，"神経の疲れ"や"神経の緊張"という表現につなげます。そして，直接聞くよりも「これこれこういう人もいますけど，あなたはどうですか？」というように，クッションを入れてみましょう。これで準備は整いました。

患者さん　「ここのところずっと眠れなくて…」
医療者　「ずっと眠れないんですね。そうでしたか…。それが続くと神経が疲れたりずっと緊張したりすることもありますけど，どうですか？」
患者さん　「はい…。ちょっと神経が疲れてますね…」
医療者　「そうでしたか。神経の疲れからこの先もつらくて後がないような感じになって，いっそのこと消えてしまいたい…という思いが降ってくる人もいます。○○さんはいかがでしょう」
患者さん　「…はい。ずっと寝られなくて，夜中も考えこんで…。こんな

医療者	「に苦しいならと思うことも…」
医療者	「夜中も考えてしまって苦しくなって，いっそ…と思ってしまうんですね」
患者さん	「…はい」
医療者	「確かに苦しさが続くように感じると，そのように思うのも無理はないですね…。でも生きてここに来てくれて，そして話しにくいことをよく打ち明けてくれたと思います」

　これで，流れに不自然な感じを出さずに進められます 図2-2 。被害関係念慮も「ずっと眠れなくなると神経が緊張しっぱなしになります。そうなると，周囲で起こることとか目線とかが気にかかってしまう人もいますけど…」という聞き方ができます。

　希死念慮で重ねて言うと，「漠然として死にたくなる」「具体的な方法を思う」「そのための準備をした」「実際に行動を起こしてみた」など，症状の強さがあります。最初の問いで Yes なら，この段階もしっかりと聞く必要があるでしょう。

　もちろん他の症状もこの流れで聞けますし，これを逆にたどるとさまざまな症状への取り組みにもなります。神経の緊張や疲れを持ってきて，それを生活の中で緩和するように取り組むことが重要だと示せますね。

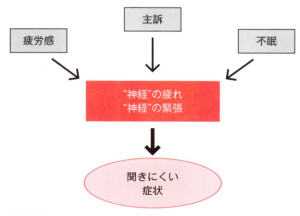

図2-2　聞き出しにくい症状

> **Take Home Message**　聞き出しにくい症状は"神経の疲れ/緊張"を媒介させて無理のない流れをつくりましょう。改善度合いもこの緊張や疲れを持ちだして話し合うことも可能です。

文献

1) Wulff K, et al：Sleep and circadian rhythm disruption in psychiatric and neurodegenerative disease. Nat Rev Neurosci. 2010 Aug；11(8)：589-599.

COLUMN 3　外在化のテクニック

　今回は臨床でのちょっとした工夫をご紹介。患者さんは症状に悩んで来院します。例えば不安，例えば抑うつ…。そういう時，外来で診るにあたって"外在化"を使ってみることをお勧めします。これは，症状を外に位置づける方法。

　例を挙げると「うつになる」と言うのではなく「うつがやって来る」「うつがのしかかる」など，外からやって来るものとして表現してみます。「うつになる」は，患者さん自身の問題のように刷り込まれますが，「うつが"来る"」という言い方にすると，やって来る相手に対して「さあ，みんなで対処を考えましょう」という雰囲気になりやすいんです，実は。「やって来る"うつ"に対して，どう取り組んでいきましょう？」と促すことで，患者さんが治療の主体であるということをも意味付けているんですよ 図 。

　症状に名前を付けてみるのも外在化の1つ。リストカットしたい衝動を患者さんに名付けてもらい，「またアクマちゃんがやって来た」などと表現してもらいます。こちらは「そのアクマ，どうやって退治してやろうかね？」などと返し，患者さんと共同戦線を張るようなイメージ。言葉をうまく使うことが精神科臨床の醍醐味でしょうか。

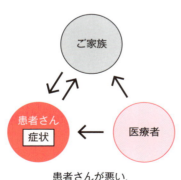

外在化をしないと…

患者さんが悪い，
育て方が悪いになりがち

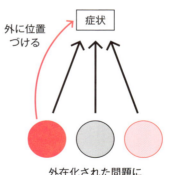

外在化をすると…

外在化された問題に
みんなで取り組める

図　役に立つ外在化

Q 2-3 診断はできるだけ早く付けるべきですか？

A　急ぐことが悪さをする時もあります

診断を早く付けるかどうかは，かなり意見の分かれるところ。"何が正しいか"も，患者さんやその時の状態など，いわゆる文脈によるのでしょう。

▶ いったん貼ったラベルを剥がす勇気があるか？

精神科診断は「これだ！」と言える頼もしい検査がないため，患者さんの行動と言葉，そして診察室での"あわい"で診断を付けざるを得ません。しかも統合失調症でも初期は神経症的な症状を呈することもあり，躁うつ病はご存知の通り最初に抑うつを呈することが多いのです。この段階で受診されると，初診を含め早めに適切な診断を付けることが難しくなってきます。パーソナリティ障害や成人の発達障害も早期に見抜けるかと言われると，むむむ…。

積極的に診断を付けることは，特にビギナーにとって"拙速"となる可能性があります。これだと思う疾患とその鑑別疾患の知識が十分あるか，そしていったん付けた診断名を後で潔く撤回する"勇気"を持てるか，が大事なところ。かなりハードルが高いのではないでしょうか。特に後者は"診断が違っていた"ことを認めることとなり，それができるかどうかは難しく，最初に付けた疾患の状態として無理やり説明しようと思えばできてしまうのも困ったところ。いったんラベルを貼ってしまうと，そのラベル内での出来事としてすべて考えるようになり，剥がす勇気が出てこないのです。また，疾患名を付与することは患者さんの人生に大きく関わり，それを考えると足を止めて迷い抜いた後に診断はなされるべきだと思います。

そして，診断を付けるにはいろいろ患者さんに質問をすることになるわけですが，この質問が患者さんを傷付けることもあり，最初にドカドカと聞くことの侵襲性も考慮したいものです。

▶ 診断保留のメリット・デメリット

個人的には，初診では何がなんでも疾患名を付けなければならないとは思いません。診断が難しければ，症状のレベルでいったんは留めておく"臆病さ"も大事かなと考えており，再診を重ねていく中で探るようにしています。特に人格構造をある程度把握するためには，出会いを繰り返さねばならないのではないでしょうか。診断をつけるにしても"うつ病（暫定）"のように，このカッコ内の気持ちを忘れないでいたいものです。

その一方，「早めに診断名を付ける」という先生もいます。例えば宮岡等先生はその著書で「診断保留という姿勢はとらない」と述べていますね[1]。そのお考えの根拠は，大学教授であること，教育を行っていること，経験と知識がとても豊富なことが挙げられます。診断保留は，症状を探り鑑別診断を考えるということを真剣にしなくても良いという免罪符になってしまうかもしれません。著書には「きちんと鑑別診断しようとする姿勢こそ，さらにどのような症状を聞けばよいかとか，何の検査をすればよいかという考えにつながる」と続いています。保留する姿勢は，考える行為をストップすることにもつながりかねません。そこで怠けてしまうと，再診でも保留したままで探求しなくなる悪いクセが付いてしまうかもしれないのです。しかも，ここが精神科の妙なところではありますが，再診でちょろちょろと経過を追うだけで改善していく患者さんも実際にいまして…。そうなるとますます勉強して鑑別を考えるんだという意欲が薄れてしまいますね。それでは精神科医として全く成長せず，教育になりません。ちなみに"患者さんが勝手に良くなっていく"のは臨床をしていると結構経験することですが，患者さんからすると初診をくぐるということが問題解決に向けた第一歩であり，変化がそこで起こっていることにもなります。それが良い方向に結びついたという現れなのでしょう。

私は自分自身の限界を認識するためにも，分からない時は診断を保留しています。免罪符とはせずに，自分の勉強が足りないのだという反省とし

ての保留。もちろん，診断をして治療を進めても「本当にこの診断で正しいのか？」という意識は常に持っておくことが求められ，必要とあらばラベルを剝がす勇気も大切です。臆病になる勇気，そして撤退する勇気。両方が必要です。

これまで診断について精神科医の間で異なるスタンスを述べましたが，実は同じメッセージを発しているのかもしれないと思うようになりました。

「積極的に診断が付けられるように，疾患とその周辺をきちんと勉強しなさい」
「診断を保留することで自身の無知を知り，その反省できちんと勉強しなさい」

> **Take Home Message** 診断を早めに付けることは，患者さんにとって侵襲的になることもあります。いったん付けた診断名を虚心坦懐で見ることができるか，が大切です。

文献
1) 宮岡 等：こころを診る技術―精神科面接と初診時対応の基本．医学書院，2014．

Q 2-4 ご家族とお話しする時の心構えは何ですか？

A ご家族は敵ではなく回復資源と信じましょう

　医療者は患者さんと関わる存在であり，患者さんを良くしてあげたいと思います。そこから「ご家族は加害者，患者さんは被害者」と考えることはとってもたやすく，それをネタに医療者と患者さんで同盟をあっという間につくることもできます。しかし，この同盟は濃密な二者関係に陥り，ご家族を疎外するものとなり決して治療的ではありません。"ご家族は加害者"という見方は家庭での対立を煽ることになるでしょう。そうでなくとも，例えば子どもが患者さんとして来院した場合を想定してみますが，「悪いのは私だったのね」と母親が認めた場合，子どもは「そんな悪い人から産まれた私は何なのだろう」と思い自分自身の存在が虚しくなるかもしれません。そして"患者さんは被害者"という見方は患者さん自身で回復していこうという意欲を失わせることになります。「悪いのは私じゃない，あいつらだ。あいつらが変わらなきゃ意味がない」となってしまうでしょう。"加害者・被害者"というとらえ方は誰もハッピーにならず，「誰が悪いのか」と原因を追求する構えは"あわい"をとても荒んだものにしてしまいます。医療者は患者さんとだけ接することが多く，たまにご家族が来た時に「何とか説教してやろう」「ちょっとビシッと教育しなきゃいかん」と思いがち。しかし，それは逆効果になりかねません。

▶ 治療者はちょっと，ご家族はたくさん

　ご家族の持つ影響力は計り知れないものがあります。家庭での"あわい"が"ゆとり"あるものとなれば，大きな武器になりますし，ギクシャクとし

てしまうと患者さんのこころの凝りがほぐれません。1つの事実として"ご家族は患者さんと毎日接している"ことがあり，これだけでもご家族の重要性が浮き出てきます。家族療法の名手であった下坂幸三先生は「治療者はたかだか一回五十分の面接，親は毎日，二十四時間の接触，治療者には患者さんのごく一部分しか分かりません。ですから親御さんのご本人への応援の方がはるかに強力です」とご両親に伝えており[1]，私も真似をしています(もちろん1回に50分なんて時間は無理ですが)。ご家族は大切な回復資源だと考えることが有用であり，"あわい"に意識を向け，「ご家族はどんな力を持っているのだろう？」と常にこちらがアンテナの感度を上げておくことが欠かせません。

▶ "ズレ"をじわじわと小さくする

　家族面接のスタートは，患者さんが「どうなりたいのか」「どうなりたくないのか」，ご家族は患者さんに「どうなってほしいのか」「どうなってほしくないのか」というところから始めるのが良いでしょう。足並みがどのくらい揃っているか，どのくらい乱れているか。患者さんとご家族のそれぞれの考え方を聞き，双方の考えにどの程度の差があるのか，を整理して確認していきます。差があるとダメというわけではなく，それぞれの言い分がどこで一致してどこで食い違っているのかを，患者さん・ご家族・医療者の間でまず明確にして共有することが大切なのです 図2-3 [2]。このように目標をはっきりさせた上で，診察を重ねながらそのズレをじわじわと小さくし，三者が納得してどことなく腑に落ちるところを探ります。

　ズレを小さくするのはなかなか根気が必要ですが，これまで連綿と続いてきたご家族のシステムにちょっと揺さぶりをかけることになります。多くのご家族は"ゆとり"がなくなっており，視野が狭小化して"とらわれて"しまっているため，そこに変化をもたらすためには患者さんの症状や行動，ひいてはご家族の言動が持つ"別の意味"を考えてもらうようにしてみましょう。別の視点を医療者が提供することで，患者さんとご家族とが双方の立場を改めてイメージできるようになります。診察室という環境，そして医療者という存在のもとで，しっかりとその時間を確保してあげましょう。

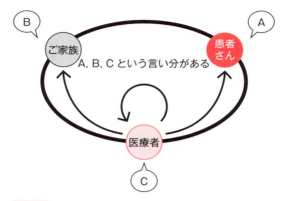

図 2-3 家族面接のポイント
それぞれの言い分を生かして「こう話しているけど，あなたはどう思う？」と双方に聞くことを繰り返す．
（宮内倫也：こうすればうまくいく！ 精神科臨床はじめの一歩．p118，中外医学社，2014 より一部改変）

▶ もしも診察室でケンカが始まったら…

"別の意味"の例を1つ挙げてみます．子どもの不登校で，診察の席でご両親がケンカを始めてしまったことがありました．当初は「おっ，すげぇな」と思って眺めていたのですが，どんどん険悪になり，かつ次の患者さんが待っているからそろそろ終わりにしたいな…という時間にもなりました．私は「診察が終わって帰る時は，始まりよりも良い気分になっていてもらいたい」ことを信条としているので，ここでぶった切ってしまうのも気が引けまして．

医療者	「いやぁ，素晴らしいですね！」
ご両親	「え？」
医療者	「お二人とも，〇〇君のことでこんなに一生懸命になっているんですもん」
	（ご両親，顔を見合わせる）
医療者	「今日はその真剣さを見ることができて，とっても安心しました．ありがとうございます」

演技的で苦肉の策ではありましたが，やいのやいの言い合っていることを患者さんのことで一生懸命になっていると解釈し，これでご両親の緊張が一気にほぐれてくれました。他のご家族に通用するかは分かりませんが…。その時の文脈だからこそ出てきた話し方だったような気もします。

　医療者は患者さんの症状や行動のプラスの側面を，押し付けずふわっと強調しておきます。どんな物事にもプラスの面とマイナスの面があり，患者さんやご家族が一方に偏っていたら，もう一方の情報を治療者からそっと差し出してみましょう。同じものでも，見る角度が違えば眼に映る像も異なってきます。そのように視野を拡げてバランスを取った後で，どうやっていけば良いかという解決方法を一緒に考えていきます。

> **Take Home Message**　ご家族は敵ではなく味方です。面接では治療者が参加して，家族間でどのくらい差があるかを共通理解にし，それに向かい全員で取り組んでいくという姿勢を前面にしましょう。

文献

1) 下坂幸三：心理療法の常識．金剛出版，1998．
2) 宮内倫也：こうすればうまくいく！　精神科臨床はじめの一歩．p118，中外医学社，2014．

Q 2-5 患者さんが思うように改善しない時,どうすれば良いですか?

A どうなりたいかを改めて確認して,治療主体は自分自身だと意識してもらいましょう

　どのような精神疾患でも,急性期は抜けたけれどもそこからなかなか抜けてこない患者さんはいます。診断見直しはもちろんですが,各精神疾患の増強療法を行うのも1つの手ですね。ここでは日々の診察でどう医療者が関わるべきかを考えてみます(診断は合っているという前提で)。

▶ 自分で車のキーを回すように促す

　うつ病の急性期は過ぎたけれどもおっくう感が取りきれず,何となく意欲も沸いてこなくて困っている患者さん。こういう時は医療者の方で薬剤をいろいろ試してきていることが多いかと思います。そこで忘れてならないのは,患者さんが"受け身"になっていないかということ。薬剤を変更することは治療の主導権が医療者にあるように思わせます。それが繰り返されていると,患者さんは「まだ治らないのか。早く治してくれよ」と,医療者が治すものだと思ってしまいます。そこが攻めるポイントになるのでは,と私は考えています。

　そんな時,「治す主体は患者さん自身である」ということを改めて意識してもらいます。薬剤だけでは手の届かない部分はあり,そこに注目。これまでもお話ししてきましたが,"今の窮状をどう感じているのか""どうなりたいのか"を患者さんと医療者とで共有し,その目標に向けて"患者さんが何をすべきか"を組み立てていきます。

医療者	「○○さん，今の状況はどうでしょう？」
患者さん	「そうですね…。何ともやる気が出てこなくて，身体が重いというか…」
医療者	「やる気が出なくて身体も重くて」
患者さん	「はい…」
医療者	「○○さんは，こうなりたいなっていう目標はどういうのがありますか？」
患者さん	「そうですね…。うーん，長いこと休職してますからもちろん働きたいんですけど，まずは買い物と食事の支度くらいはできるようになりたいですね。妻にも迷惑かけてるんで」
医療者	「そうでしたか。買い物と食事の支度ですね。なかなか意欲が沸かないのは大変だと思いますけど，これは車と同じでして」
患者さん	「車ですか？」
医療者	「車ってガソリンがたまっても，それだけでは動かないですよね」
患者さん	「はい」
医療者	「エンジンをかけて動かすには，何をします？」
患者さん	「アクセルを踏みますね」
医療者	「そうですね。細かく言うとその前に…」
患者さん	「あ，キーを回します」
医療者	「ですね。キーを回すことでエンジンがかかります。今の○○さんも同じ状態だと思うんです。意欲は待っていても出てこないんです。キーを回す，つまりは実際に行動をしてみることで意欲はかかってきます。今はガソリンそのものは結構たまったと思います。これからは，ぜひご自身のキーを回して欲しいんです」
患者さん	「キーですか」
医療者	「はい。意欲を出すための行動です。お買い物やお料理を最初からするのは難しいかもしれないので，これならできそうだというのを何か考えて，実際に行動してみてください」
患者さん	「はい」

医療者　「最初はきついかもしれませんし，失敗するかもしれません。でもキーを回そうっていうこと自体がとても大事です。その繰り返しで，エンジンはかかってくるんだと思います」
患者さん　「はい，分かりました。やってみます」

　このように，比喩を交えても結構です〔この比喩については Q 6-5 でもう一度お話しします（→p. 138）〕。目標を定めてそれに向かって**患者さん自身が実際に歩くこと**，これが肝腎であり，ちょっと治療が停滞しているなという時はこの視線を持って診察に当たってみることが大切。ただ，1 回言ってみただけではうまく行かないので，次回以降の診察では話題の中心をそれにします。できなくても叱責をせずに，やろうと思っただけでもすごい進歩だと励まします。すぐに効果は出ませんが，繰り返し繰り返し。ただ，治療が停滞した時に言うのではなく，急性期を抜けてそろそろ動き出す時期だと感じた時に医療者からこの話をした方が良いでしょう。

> **Take Home Message**　治療が膠着状態になった場合，治療主体を再確認しましょう。患者さんが目標のために何をするべきかを話題とし，医療者は否定的なニュアンスを与えずに肯定的な意味付けを以て励まし続けましょう。

COLUMN 4 　診療時間と予約間隔

　外来では，1回の診療時間は限られています。その時間ですべて伝えようとすると情報過多となり，患者さんは覚えられません。よって，シンプルに"紙に書きながら説明して渡す"という方法を活用すべし。難しい専門用語は極力避けて，通じやすい説明を心がけましょう。もちろん初診では時間をかけて行いますが，それでも紙に書いて理解度を確認しながら進むのが無難。そして，次回の診察までの間に"宿題"を出してみるのが良いと思います。行動療法もさまざまなワークブックが出ており，それをやってもらうなど。そうすると，診療時間の限界を超えられます。1回の診察に30分や45分も取れないので，診察外の時間を有効利用するのが現実的。ただ，そのためには患者さんに渡すワークブックを自分で予め読むことが肝腎。もちろん，ワークブックでなくとも，睡眠記録表など日常生活のリズムが見て分かるようなものを付けてもらうのもgoodです。そして必ず，次回の診察でそれを話題に。その連続がより良いものをつくり出してくれるのでは？　と感じています。

　予約間隔も「いつぐらいが良いかな？」と悩むところ。個人的には，最初のうちは2週間をお勧めしています。1週間ではあまり変わった感じがせず，それを重ねると「変わりません…」という患者さんの言葉を聞き続けることになりかねません。2週間だと，ある程度の変化が見えることもあり，それを話題に取り上げることができます。もちろん状態が良くなって軌道に乗ったら3〜4週間後でも良さそう。その時も「今まで2週間間隔でお会いしてましたけど，だいぶ良い感じなのでどうでしょう？　3週間とか4週間とかでも良いかなと思ってるんですが」と患者さんに聞いて，決定権をいったん委ねてみます。「でも2週間後で」というお返事であれば，まだ少し不安があるかな？　と思いますし，「じゃあ4週間後で」と返ってくれば，患者さんも回復に気づいたかなと考えます。患者さん側も医療者から上記のように聞かれることで「あ，私って良くなってきてるんだ」と思ってくれる可能性があります。予約間隔を延ばすことに"あなたは良くなってきてるんですよ"という意味を込めて，かつ患者さんに一定の主導権を持たせることも治療的になります。

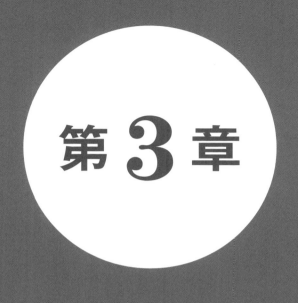

第3章

お薬の一般的な
注意点

Q 3-1 処方する薬剤の説明はどのようにすると良いですか？

A 分かりやすく患者さんの腑に落ちる説明をしましょう

　今の精神科治療に薬剤は欠かせません。いざ使うという時になったら，その効果を最大限発揮させたいものです。患者さんの立場からすると，症状を緩和するものを医者が出してくれるという理解はあるものの，やはり不安も拭えないでしょう。ネットを見れば精神科医や向精神薬を批判する内容のものも多く，それは書籍でも同様です。しかも精神科は適応外使用が多く，それをいろいろ調べると「私って統合失調症なの!?」「俺はてんかんだと思われたのか？」と感じてしまいます。飲むことは自分が病気だと認めることになるかもしれず，そして診察で薬剤の種類や錠数が増えていくことも…。期待と不安，患者さんが薬剤に抱く感情は両価的だと考えておきましょう。

▶ 不安を軽減することで効果が高まる

　薬剤を飲むということは患者さんが相当な勇気を出し，かつ私たちをとりあえず信用しようと思ってくれている証拠だと思います。それに応えるためにも，しっかりと薬剤の作用・副作用を説明しましょう。もちろん患者さんによっては薬剤を"飲み込む"ことは医療者を"飲み込む"ことになるかもしれず，医療者と一体化したい，もしくは凌駕したい，そんな思いを持つこともあります。

　上記のように，患者さんは薬剤に対してさまざまな思いをめぐらせます。効果をしっかり出すには，マイナスの要素を少しでも軽くしておくことが大切。期待や信頼が高ければプラセボ効果が，不安や不信が高ければ

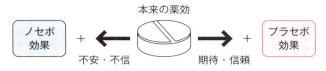

図 3-1 薬剤の効果

ノセボ効果が，本来の薬効に上乗せされます 図3-1。丁寧で分かりやすい説明により薬剤の持つプラセボ効果を十分に引き出すことが求められ，それは薬剤に精神療法を込めるとも表現できるでしょうし，それが希望の処方になるようにすべきです。ちなみにプラセボ効果とは"鰯の頭も信心から"に近いもので，ノセボ効果はその逆で，強いて言うなら"杯中の蛇影"でしょうか。

▶ 状況に応じた説明の例

　ここからは説明の例をいくつか。作用については「このお薬は神経の緊張をほぐしてくれる役割を持つんですよ」「睡眠薬は，しっかり寝てもらうことでこころの疲れを回復してもらうために出します」などの話し方が感覚的に分かりやすいかもしれません。副作用も頻度の高いものは挙げておき「身体がお薬に慣れてくると軽くなっていきます。でも我慢できなかったらすぐに言ってくださいね」と添えましょう。特に傾眠の副作用のある薬剤については「眠くなってお昼までボンヤリしてしまう患者さんもいます。ただ，このお薬は眠る力を引き出すもので，眠くなるということはそれだけこころが疲れている証拠だと思います。今は寝過ぎるくらい寝ておくことが大事かなと私は思いますよ」と伝えておくと，副作用も意味のある効果として働いてくれるでしょう。増強療法は「もともとこのお薬は統合失調症という病気のためにつくられたのですが，抗うつ薬の効果を引き立ててくれるんです。○○さんが統合失調症だと言っているわけではなく，あくまでもうつ病治療のスパイスとして使うんですよ」のように，適応外であれば隠さずかつ理解しやすい説明を。薬剤の錠数も，例えば抗うつ薬であれば増量していく方針をとることが多いでしょうけれども，最初

に出す時に増量予定であることを伝えておきます。「このお薬を1錠の半分から出しますね。これはちょっと少なめで，身体がお薬に慣れてもらうための量です。効果がはっきり出るのは1〜2錠くらいからが多いかなと思います。中にはこの半分で楽になる患者さんもいますけど，身体を慣らす量とまずは考えておいてください」と。また，患者さんはmg数にも目が行くことが多く，例えばクエチアピン300 mgを使用する際，"300 mg"という数字から「すごい量の薬剤を飲まされるのでは…！」とびっくりすることも。よって，数百mgと言っても相対的には他の薬剤の数十mgや数mgと同等だということも触れておいた方が良いでしょう。依存や離脱/中断症状（リバウンド症状）の出る薬剤も多いため，前者については頓服扱いにすることでそれを形成しないようにし，そして後者については「このお薬を急にやめてしまうと身体がびっくりしてしまうので，やめる時はゆっくりと減らしていきましょう」と話しておきます。

　処方した後の診察では薬剤の飲み心地を必ず話題にし，"いつでも患者さんが向精神薬のことを医療者に相談できる雰囲気"をつくっておくことも欠かせません。いくらこちらが処方しても，服用するしないは患者さんにかかっています。少しでも安心して服用してもらうために，患者さんが疑問を表出しやすい診察室にしておきましょう。

Take Home Message　薬剤のプラセボ効果を引き出すためにも，そして患者さんが安心して服用できるためにも，説明は分かりやすくしっかりと。診察室でもこちらから話題にし，相談しやすい雰囲気をもたらしましょう。

Q 3-2 薬剤の減量/中止で注意することは何ですか?

A 中断/離脱症状(リバウンド症状)です

　始まりには終わりがあるように,薬剤を開始したらどこかで減量や終了することになります。一部には生涯の服用が必要な患者さんもいますが,年齢とともに服用量を減らす必要性が出てくることもあるでしょう。しかし,ビギナーである私たちは"お薬の減らし方・やめ方"をほとんど習いません。「症状が安定しているからちょっと減らそうかな」と気軽に減量すると,リバウンド症状が出て大変なことになりかねません。しかもそれを原疾患の悪化ととらえてしまうと,事態は混沌としてきます。医療者は「あ,この患者さんは絶対もう減らさないでおこう…」と固く決心するかもしれません。

▶ さまざまな薬剤に見られるリバウンド症状

　ここで,抗精神病薬を減量/中止した際に出現するリバウンド症状を受容体別に見てみることとします 表3-1 [1]。

　表3-1 に示すように,さまざまな受容体が存在します。薬剤はその受容体に結合することで作用を発揮しますが,その作用は受容体によって異なってきます。そして,ずっと結合していたものがいきなり外れると,リバウンド症状が出現することが知られています。せき止められていたダムが一時的に決壊するような感じでしょうか。

　例えばオランザピン 15 mg を服用していた患者さんが,とある事情でリスペリドン 6 mg に変更したとしましょう。この時に注意する点を受容体で考えると,オランザピンには強い抗コリン作用がある一方,リスペリドンに抗コリン作用がないということ。すなわち,スイッチングによって

表 3-1 抗精神病薬の受容体占拠・離脱による作用

受容体	占拠	リバウンド/離脱
H_1	抗不安，鎮静，体重増加，抗 EPS/アカシジア	焦燥，不眠，不安，EPS
$α_1$	起立性低血圧，ふらつき，失神	頻脈，高血圧
M_1（中枢）	記憶力低下，認知機能低下，抗 EPS/アカシジア	焦燥，混乱，不安，不眠
M_{2-4}（末梢）	口渇，便秘，尿閉	下痢，発汗
D_2	抗精神病作用，抗躁作用，鎮静，EPS/アカシジア，遅発性ジスキネジア，高プロラクチン血症，生殖器系の機能障害	精神病症状，躁状態，興奮，アカシジア，退薬性ジスキネジア
$5-HT_{1A}$（パーシャルアゴニスト作用）	抗不安，抗うつ，抗 EPS/アカシジア（？）	EPS/アカシジア
$5-HT_{2A}$	抗 EPS/アカシジア	EPS/アカシジア
$5-HT_{2C}$	食欲増進/体重増加（？）	食欲低下（？）

EPS：錐体外路症状

〔Correll CU：Antipsychotic use in children and adolescents：minimizing adverse effects to maximize outcomes. J Am Acad Child Adolesc Psychiatry. 2008 Jan；47(1)：9-20 より〕

抗コリンが外れ"コリンリバウンド"の症状が起きてしまいます。これでも分かるように，重要なのはリバウンド症状を原疾患の悪化と勘違いしないこと。減量/中止から 1～2 週間以内に上記のような症状が出現するのなら，リバウンド症状と考えた方が良いかと思います。1 カ月以上経過してから新たに症状が強くなるのであれば，さすがに原疾患の悪化の可能性が高いでしょうか，経験的に。また，ビギナーは慢性期の統合失調症患者さんを外来でも引き継ぎで担当することが多いのですが，その患者さんでも注意が必要。これについては Q 4-4 でお話ししましょう（→p. 79）。

　抗うつ薬においても同様であり，リバウンド症状は多岐にわたります表 3-2 [2]。

　この 2 つの表を見ると「どんな症状でも出てくるんじゃないか」という気分になってきますが，ベンゾジアゼピン系も含め，まさにその通りです。どんな症状でも出てくる"何でもあり"の可能性があるため，減量/中止後に症状が悪化したように見えたら，それはリバウンド症状だと考えて対処してみることが大切。

表 3-2 SSRI の中止や急な減量による所見や症状

器官	症状
全身	インフルエンザ様症状，疲労，脱力感，頭痛，頻脈，呼吸困難
平衡感覚	歩行不安定，運動失調，めまい，立ちくらみ，浮遊感
感覚	感覚異常，電撃様の感覚，筋肉痛，神経痛，耳鳴，味覚変化，瘙痒
視覚	視覚変化，複視
神経運動	振戦，ミオクローヌス，運動失調，筋強剛，筋けいれん，筋肉痛，顔面のしびれ
血管運動	発汗，潮紅，悪寒
睡眠	不眠，生々しい夢，悪夢，過眠，傾眠
消化器	嘔気，嘔吐，下痢，食欲不振，腹痛
気分	不安，焦燥，緊張，パニック，抑うつ，希死念慮の悪化，易刺激性，衝動性，攻撃性，怒り，啼泣発作，気分の波，現実感喪失，離人感
精神病症状	幻視，幻聴
認知	混乱，集中力減退，健忘
生殖器	陰部の感覚過敏，早漏

〔Fava GA, et al：Withdrawal Symptoms after Selective Serotonin Reuptake Inhibitor Discontinuation：A Systematic Review. Psychother Psychosom. 2015 Feb 21；84(2)：72-81 より〕

　そのリバウンド症状はどのくらい続くのかという疑問も出てくるかと思います。多くは数日～数週で改善に向かい，速やかに減量分を元に戻すと症状は落ち着いてきます。しかし，私は CATIE(Clinical Antipsychotic Trial of Intervention Effectiveness)試験をリバウンド症状の観点からとらえてみたのですが，恐らく 6 カ月ほど続きうるのではないかと考えています[3]。ベンゾジアゼピン系についても同じく長期のことがあり，患者さんの申告では 2～3 年続くこともあるようです。この辺りはハッキリしないため，できるならばリバウンド症状を"そもそも出さない"ように石橋を叩いて渡る用心深さが必要でしょうし，出たらすぐに対処するようにしましょう。特に長期投与になればなるほど，その感覚は持っておいた方が良いかと。

> **Take Home Message**　特に長期投与となっている患者さんでは，リバウンド症状に注意しましょう。減量する時は繊細な気持ちで，ゆっくりゆっくりと少しずつ行うことが大切です。

文献

1) Correll CU : Antipsychotic use in children and adolescents : minimizing adverse effects to maximize outcomes. J Am Acad Child Adolesc Psychiatry. 2008 Jan ; 47(1) : 9-20.
2) Fava GA, et al : Withdrawal Symptoms after Selective Serotonin Reuptake Inhibitor Discontinuation : A Systematic Review. Psychother Psychosom. 2015 Feb 21 ; 84(2) : 72-81.
3) 岩田健太郎（編）：薬のデギュスタシオン―製薬メーカーに頼らずに薬を勉強するために．金芳堂，2015.

お薬の色や形を知っておく

　私たち医療者の中でも医師はお薬を処方するという立場にあります。そして，患者さんは処方されたお薬を飲みます。患者さんにとってはまさに意味不明の"異物"を飲み込むわけですから，不安や恐怖が付きまとうでしょう。「精神科のお薬って，飲んだら人格を変えられるんじゃないの？」「廃人にならない？」「クセになってやめられなくなる？」など，さまざまな思いが去来します。お薬についてしっかりと説明すること，そして患者さんがどう思っているかを馬鹿にせず聞いて受け止めることが大切。診察ではお薬の"飲み心地"についても聞いてみることが肝腎です。

　細かいことですが，色や形についても医療者側が知っておくのはマイナスに決してなりません。レクサプロ®は白くて楕円形，リフレックス®/レメロン®は黄色っぽい楕円形など。"処方するお薬について知っていますよ"というサインになります。以前勤めていた病院は，電子カルテで医薬品情報を見るとお薬の画像が出てきました。患者さんに新しくお薬を処方する時，私はそれを出して一緒に見てもらうようにして「こんな形してますよ」とお話ししていましたが，悪くはなかったような気がします（たぶん）。漢方薬も，よく使うものは番号や味を知っておくと良いかもしれません。呉茱萸湯（ごしゅゆとう）は 31 番でかなりまずくて苦いので，私は頭痛の患者さんに「苦さで痛みを吹っ飛ばすような感じ」と冗談っぽく言うことがあります。

　お薬を飲むには勇気がいるでしょうし，処方した医師への信頼も求められます。不信が渦巻いていれば飲まないことも多くなり，副作用も強く出て効果も実際に弱まります。お薬が本当にお薬として働くためには，医師は充実した知識に加えて患者さんの気持ちをいったん受け入れることが欠かせません。

Q 3-3 きちんと内服してくれない時はどうすれば良いですか？

A 理由をしっかりと聞き，詰問しないようにしましょう

　コンプライアンス，アドヒアランスなど言葉はいろいろ変わってはいますが，"お薬を飲む/飲まない"は大きなテーマです。

▶ なぜ薬を飲まないか

　なぜ薬剤を規則的に飲まない患者さんがいるのでしょう？　症状が改善したからついつい忘れた，1日に何回も飲むのが面倒くさい，副作用が大変だから飲みたくない，病気であることを認めるのがつらくて飲みたくない，などなど…。患者さんによって理由はさまざま。しかし，健常とされる私たちには分かりきれない，なぞりきれない思いを誰しも持っているのだと感じます。

　もし患者さんの方から「実は…」と切り出されたら，まず正直に話してくれたことに感謝すべきです。患者さんが「勇気を持って言って良かった」と思ってもらえるように，医療者は対処しましょう。そうではなく，訪問看護など別ルートでウラが取れた場合は，処方する時にさりげなく「いつも同じ日数分のお薬を出してますけど，ちょっと家に余っていませんか？」と聞いてみるのもアリだと思います。分からないと言われることも多いため，そうであれば「もし余っていたらもったいないから，今度数えてきてくれませんか？　面倒だったら持ってきてくれても良いですよ。私が数えますから」などと話して次回外来につなげます。あまりしつこく押し過ぎないことがポイント。

▶ 飲まない理由の聞き出し方

　飲まない時が多い場合，理由をしっかり聞きます。「何で飲まなかったの!?」「きちんと飲まないとダメだよ！」は詰問調であり，患者さんを萎縮させます。そうなると，もう二度と薬剤のことは診察室の中で正直に話してくれなくなるかもしれません。「飲みたくないなぁとか，1日何回も飲むのが面倒だっていう人も結構多いんですけど，○○さんはいかが？」のように，最初に"こんな人もいる"と提示しておくと「自分だけじゃないんだな」と感じてくれるかもしれません。そして理由に応じてできる限りこちらが配慮をし，患者さんが「飲もうかな」と思ってくれるように工夫を。ただし，矢継ぎ早に質問するのも患者さんを苦しくさせるので，少し時間をかけてゆっくりと話し合うことが欠かせません。

▶ 薬はお守り

　私は，薬剤は敵ではなく，患者さんが日常生活を"ゆとり"の中で送れるようにするための"お守り"だと説明するようにしています。

患者さん	「薬を飲むと，何だかやっぱり病気なんだなって思います。副作用とかはないんですけど。前も飲まなくなって入院したことがあるんで必要だとは思うんです」
医療者	「確かに自分が病気だと思う瞬間ですね…。そう考えるのも無理はないと思います。でもその中でお薬が必要だと思ってくれているのはとてもありがたいです」
患者さん	「はい」
医療者	「お薬を飲むことで病気だなと思うのは決して変なことじゃなくて，とても大切な考えですね。それを無理に捨てる必要はないと思いますよ」
患者さん	「考えてて良いんですか？」
医療者	「はい。でもその上で，日常生活を楽に送ってほしいと私は思います。だから，この1錠を飲むのは○○さんが生活を送れるようになるための"お守り"だと考えてもらいたいんです」
患者さん	「お守りですか」

医療者	「そう。しっかり眠れると神経が緊張せずに日々を送れますか？」
患者さん	「はい，そうですね」
医療者	「そのためのお守り。このお薬は凝ったこころをほぐしてくれますから」
患者さん	「はい，分かりました」
医療者	「お薬に対して嫌な気持ちを持つのは無理もありません。でも，同じように"お守り"かもしれないなとも感じてもらえれば良いかなと思います。両方の気持ちを持っていてください」
患者さん	「分かりました。ありがとうございます」
医療者	「お薬について知りたいこととかあれば，いつでも言ってくださいね」

　薬剤に対する患者さんの気持ちは複雑でしょう。それをこちらが説得して病気であることを認めさせるのは，健常者の暴力に他なりません。複雑な思いをそのまま持っていても良いこと，その上で日常生活を"ゆとり"の中で暮らしてもらいたいことをお伝えします。

Take Home Message　患者さんが薬剤に対して抱く思いは複雑です。無理に説得するよりは，その思いを医療者が認証しましょう。その上で，生活を送るために今の患者さんには必要だと思う旨を正直に話します。

COLUMN 6 デポ剤を勧める時

　お薬は毎日服用するばかりではありません。2週間や4週間に1度の注射で済む"デポ剤"もあります。

　お薬を飲むということは，メリットばかりではありません。自分はやっぱり健康な人とは違うのか，病気じゃないのに何で飲まなければいけないのだ，などさまざまな思いが去来します。また，ご家族が「忘れずに飲みなさいよ！」といちいち言ってくることにイラッともします（悪気はないのですが）。よって，医療者はお薬が患者さんにとって"希望"や"安心"になるように言葉をかけてみる必要があるでしょう。

　デポ剤については「○○さんが飲み忘れて悪化しないように」のような言い方は避けるべき。それだと，患者さんが悪いから強制的に注射をするようなイメージが付きまといます。まずは選択肢として「今，○○さんは1年に365日飲むタイプのお薬を使っていますけど，他にも大体1カ月に1回の注射で済むタイプのお薬もあるんです」と示してみましょう。もちろん他剤も併用していればデポ剤1本で完結しないこともありますが。医療者から見てアドヒアランス不良でデポ剤が良いなぁと思う時は「患者さんの中には，お薬を飲まなきゃいけないっていうストレスを感じる人もいて。注射だとそのストレスはこっちが引き受けます。その分，○○さんはもっと生活のことを考える時間ができると思うんですけど，どうでしょう」などとお伝えしてみると良いかもしれません。

　面白い研究が1つあります[1]。そこでは，薬物療法に対して真面目に取り組む姿勢と病識が，良好なアドヒアランスと関連する唯一の要因だったそうです。抗精神病薬の種類や剤形や認知機能などは影響しないと示唆されました。やはり患者さんと医療者の"あわい"が重要ですね。

文献

1) Sendt KV, et al : A systematic review of factors influencing adherence to antipsychotic medication in schizophrenia-spectrum disorders. Psychiatry Res. 2015 Jan 30 ; 225(1-2) : 14-30.

Q 3-4 漢方薬を使ってみたい時,どう勉強すると良いですか？

A まずは"決まり文句"から仕入れましょう

　漢方薬は精神科医がメインに診る精神疾患の治療で主役を張ることはないのですが,補完的に用いることも多いです。私の外来では,軽症の抑うつや不安の患者さんに対してほぼ漢方薬のみで対処しています。ただし,漢方薬の理論は流派によって少しずつ異なり,日本と中国でも違い,そこが勉強しづらさを産み,理論自体もちょっと難解な部分があります。本来であれば数年間みっちりと勉強しなければならないものだとは考えています。

▶ 症状との 1 対 1 対応を覚えてみる

　「使ってみたいけどそんな時間は…」という医療者は,まず**"決まり文句"を覚えて,それにがっちりフィットする患者さんに限って使ってみる**と良いかと思います。そうするとたまーに劇的な効果を示すことがあり,それが重なるともっと勉強して的中を広げたいという欲求が出てくる,かもしれません。

　"下痢に五苓散" "腰痛に五積散" "冬に疼く古傷に桂枝加朮附湯" "立ちくらみに苓桂朮甘湯" "手足の重だるさに補中益気湯" "空咳に麦門冬湯" "女性の腹痛に当帰芍薬散" "高血圧に釣藤散" "高齢者の便秘に麻子仁丸"

　などなど,勤めている病院で採用している漢方薬を優先して,症状と1対1対応のものを覚えてみましょう。そういった本[1,2]も出ているので,

読んでみると良いかと思います。ただし，あくまで導入として考えておくのが無難。

▶ 実証と虚証

ひとつ注意を促したいのは，聞いたことがあるかもしれませんが"実証""虚証"の概念です。日本漢方ではそれを体格や体力で患者さんを分けており，ガッチリしていて体力のある人は実証，痩せていて疲れやすい人は虚証としていることが多いのです。そして，漢方薬も実証用と虚証用に分け，それぞれ攻めるタイプ（"瀉"），守るタイプ（"補"）としています。そうした上で，実証には実証用の漢方薬を，虚証には虚証用の漢方薬を選択します（図3-2 左）。

しかし，これでは限界があると私は考えています。漢方薬の症例報告や学会発表を見てみると，「虚証と思ってこれこれを投与したが効果がなかったので，実証と考えなおしてこれこれを投与した」「実証と思ってこれこれを投与したが効果がなかったので，虚証と考えなおしてこれこれを投与した」という表現がちらほら見え，しかもそこに妙な理屈を付けて説明しようとしていますが，そのように180度の方針転換をたびたびしてしまうこと自体が日本漢方の虚実概念を揺らがせる傍証。漢方では正気と病邪という概念がありますが，それぞれ"正常に戻ろうとする力（レジリアンス）""正常を駆逐する力"と表現でき，日本漢方の定義する実証と虚証は

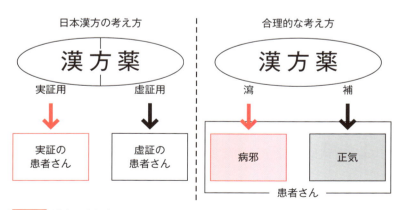

図3-2 漢方の虚と実

"正気"の一側面しか見ていないと言えます。そうではなく，**正気と病邪の両者に虚実がある**と考えるのが適切（ 図3-2 右）。すなわち，1人の患者さんにおいて"正気の虚実"と"病邪の虚実"の両者を見て，場合によっては虚証用の漢方薬と実証用の漢方薬を併用することも正当性を持ちます。その理解が漢方薬の適切な運用に必要でしょう。

　日本漢方の虚実分類では，漢方薬の使用に幅が出てきません。その枠から一歩踏み出す必要があると付言しておきます。

> **Take Home Message**　漢方を使いたいのであれば，導入としてまずは1対1対応の"決まり文句"から入りましょう。ただし，日本漢方の"虚実"の考え方には疑問符が付くと覚えておくことも肝要です。

文献
1）新見正則：フローチャート漢方薬治療．新興医学出版社，2011.
2）草鹿砥千絵，他：かるた de 漢方．源草社，2011.

Q 3-5 運転や妊娠との相性はどうですか？

A 患者さんやご家族とトコトン話し合うことになりそうです

　向精神薬はほとんどが添付文書に"本剤投与中の患者には自動車の運転等危険を伴う機械の操作に従事させないように注意すること"と判で押したように記載されています。効果を実感しづらいセディール®ですら例外ではありません。抗うつ薬のSSRIとSNRIくらいでしょうか，"自動車の運転等危険を伴う機械を操作する際には十分注意させること"という記載にとどまっているのは。と思っていたら，ハイゼット®というお薬は運転に関する記載が全くありませんでした。これは"心身症（更年期障害，過敏性腸症候群）治療剤"であり，米ぬか成分であるガンマオリザノールなのです。米ぬかと聞くと健康食品的なイメージがありますが，抗酸化作用が報告されており[1,2]，いつか大化けしてくれる可能性も秘めている，かもしれません。

▶ 運転はどうする？

　よって，薬剤を服用している患者さんは，症状がうまく抑えられていても，"服用している"という時点でほぼ全員が運転禁止になってしまっています。てんかんの患者さんを例にすると，発作があればもちろん運転は中止ですが，その発作を抑えて運転を可能にするはずの抗てんかん薬で運転が禁止されるという，ちょっと不思議な事態になってしまっているのです。向精神薬を処方する際には運転についてきちんとカルテ記載せねばなりませんが，だからと言って**全員を運転禁止にするのは非現実的**です。これを問題視した日本精神神経学会が『患者の自動車運転に関する精神科医

のためのガイドライン』を公開しているので，必ず目を通しておきましょう[3]。運転をしたいから向精神薬を服用したくないという患者さんも実際にいます。患者さんが添付文書の犠牲とならないよう，現在の症状や副作用を考慮して，医療者としての考えを述べることが求められます。

▶ 妊娠と授乳も難しい…

　妊娠については，マタニティーブルーズ，産後精神病性障害，周産期うつ病などが付いて回ります。"周産期うつ病"はDSM-5で新たにこの名称になりましたが，それまでは"産後うつ病"でした。しかし，半数近くが産前からうつ病となっていることが分かったため，"周産期うつ病"という名前になったのです。そして，マタニティーブルーズは周産期うつ病のリスクとも言われます。他に，要注意なのは双極性障害。特に双極Ⅰ型障害は双極Ⅱ型障害やうつ病よりも産後6週間のエピソード発現リスクが高いとされています[4]。Ⅰ型では妊娠・産後の期間の20％以上で躁症状や精神病症状が，25％でうつ症状が出現します。**"産後の抑うつ"を見た時は，必ず双極性障害の除外をしましょう**（どんな"抑うつ"でも除外は行いますが）。

　中では周産期うつ病はコモンであり治療介入を要する場面も多々あるため，抗うつ薬が胎児に与える影響が話題になり，研究も多く行われています。SSRI（選択的セロトニン再取込み阻害薬）について述べますが，妊娠初期の使用で心奇形のリスクになるとの報告[5]もある一方，より大きな研究では否定的となっています[6,7]。また，わずかではありますが遷延性肺高血圧症のリスクになるとされ[8]，さらにはSSRIでも三環系でも自閉スペクトラム症のリスクになり得るとの報告が[9]。実に判断が難しいところですね。抗精神病薬については，妊娠糖尿病，妊娠高血圧，静脈血栓塞栓症，早産，出生児体重の異常などについて，思ったよりも多くはならないようです[10]。しかし，質の高い報告が少ないので，注意深く経過を追うことが欠かせません。気分安定薬はリチウム，バルプロ酸，カルバマゼピンがFDA分類でDとなっており（FDA分類は2015年6月に廃止となりました），唯一ラモトリギンがCとなっています。日本の添付文書でもリチウムは妊娠に禁忌，バルプロ酸は原則禁忌となっていますね。妊娠を希望する女性に気分安定薬を開始するのであれば，候補はかなり狭まってしま

うのが実情。

　抗うつ薬に話を戻すと，「上記のようなリスクが否定できないのなら投与を中止すれば良いのではないか」と思うかもしれませんが，なかなか都合良く物事は進みません。妊娠や授乳を契機に抗うつ薬を中止すると，75％も再発するとも言われているのです[11]。うつ病は産後も長引いてしまうと子どもの虐待や家族機能の低下につながってしまうことが示唆されており[12]，母子の"ほどよい"関係性が維持されることこそ子どもの育ちと母親の健康にも重要であるため，やはり治療を疎かにすべきではないと私は思います。産後の抗うつ薬は母乳移行の件で母親も心配になりますが，母乳への移行はパロキセチンとセルトラリンの2つが特に少ないことが示されています[13,14]。

　周産期においては，いつにも増して患者さんやご家族としっかりリスクとベネフィットについて話さねばなりません。これは時間をかけるに報われるメリットがあるでしょう。かつ「お薬を使っていなくても一定の確率で子どもに異常は認められる」という当然の事実をお伝えする必要があります。医療者から「お薬を使っても大丈夫です」という言葉のみを聞くと，患者さんやご家族は「大丈夫ということは，産まれてくる子どもに異常はないんだ！」と早計してしまうことがあります。そこに医療者との思考の相違が見られ，問題の種になる可能性も。そして，妊娠・出産は患者さんだけの出来事ではないため，ご家族間でもできるだけ意見を一致させてもらいましょう。不幸にも問題が起こってから「だから言ったじゃない！」の一言は，患者さんを傷つけ孤立させるものです。

Take Home Message　運転や妊娠・出産は患者さんの人生に関わります。向精神薬によるリスクとベネフィットを十分に提供しますが，画一的な答えのない問題なので，時間をかけて患者さんやご家族と話し合いましょう。

文献

1) Araujo SM, et al：Effectiveness of γ-oryzanol in reducing neuromotor deficits, dopamine depletion and oxidative stress in a Drosophila melanogaster model of Parkinson's disease induced by rotenone. Neurotoxicology. 2015 Dec；51：96-105.
2) Spiazzi CC, et al：γ-Oryzanol protects against acute cadmium-induced oxidative damage in mice testes. Food Chem Toxicol. 2013 May；55：526-532.
3) 公益社団法人日本精神神経学会：患者の自動車運転に関する精神科医のためのガイドライン．https://www.jspn.or.jp/uploads/uploads/files/activity/20140625_guldeline.pdf（最終閲覧日 2016/6/30）．
4) Di Florio A, et al：Perinatal episodes across the mood disorder spectrum. JAMA Psychiatry. 2013 Feb；70(2)：168-175.
5) Pedersen LH, et al：Selective serotonin reuptake inhibitors in pregnancy and congenital malformations：population based cohort study. BMJ. 2009 Sep 23；339：b3569.
6) Huybrechts KF, et al：Antidepressant use in pregnancy and the risk of cardiac defects. N Engl J Med. 2014 Jun 19；370(25)：2397-2407.
7) Furu K, et al：Selective serotonin reuptake inhibitors and venlafaxine in early pregnancy and risk of birth defects：population based cohort study and sibling design. BMJ. 2015 Apr 17；350：h1798.
8) Huybrechts KF, et al：Antidepressant use late in pregnancy and risk of persistent pulmonary hypertension of the newborn. JAMA. 2015 Jun 2；313(21)：2142-2151.
9) Rai D, et al：Parental depression, maternal antidepressant use during pregnancy, and risk of autism spectrum disorders：population based case-control study. BMJ. 2013 Apr 19；346：f2059.
10) Vigod SN, et al：Antipsychotic drug use in pregnancy：high dimensional, propensity matched, population based cohort study. BMJ. 2015 May 13；350：h2298.
11) Cohen LS, et al：Relapse of depression during pregnancy following antidepressant discontinuation：a preliminary prospective study. Arch Womens Ment Health. 2004 Oct；7(4)：217-221.
12) Earls MF：Incorporating recognition and management of perinatal and postpartum depression into pediatric practice. Pediatrics. 2010 Nov；126(5)：1032-1039.
13) Berle JO, et al：Antidepressant Use During Breastfeeding. Curr Womens Health Rev. 2011 Feb；7(1)：28-34.
14) Orsolini L, et al：Serotonin reuptake inhibitors and breastfeeding：a systematic review. Hum Psychopharmacol. 2015 Jan；30(1)：4-20.

第4章

統合失調症

Q 4-1 統合失調症はどんなイメージを持つと良いですか？

A 強い不安によりさまざまなことに気づき過ぎると考えましょう

　精神科医として仕事をすることは統合失調症という疾患に触れ続けることにもなり，その患者さんの特性を深く知っておくのはとても有用だと言えましょう。現在の研究ではグルタミン酸受容体の機能不全が指摘されており[1]，脳の慢性炎症がその一要因かもしれないとも言われています 図4-1 。

　しかし臨床的なまなざしを持つには精神病理学や精神分析の観点から把握しておくべきで，木村敏先生は"ante festum"，中井久夫先生は"微分回路的認知"（微かな兆候を読みとる能力），笠原嘉先生は"出立の病"という表現をしています。これらをまとめると，"今というのがザワザワして落ち着かず，わずかなことに振り回されて先取りしてしまう"のが統合失調症的と言えそうです。

▶ ちょっとしたことに過敏な反応を示す

　中井久夫先生の本から引用すると"発病のごく初期に見られるごとく身近な人物のほとんど雑音にひとしい表情筋の動きに重大で決定的な意味をよみとり，それにしたがって思い切った行動に出る"という表現がその様子をとらえているかと思います[2]。偶然が偶然と思えず，何かの意味を持つと確信してしまいます。私の患者さんは，私が電子カルテを操作するためにマウスを動かした時にビクッと身構え「先生，何しようとしているの…？」と聞いてきたことがあります。別の患者さんは，私が足を組む様子を見て「先生，それやめて。何か怖い」と話してきました。医療者の

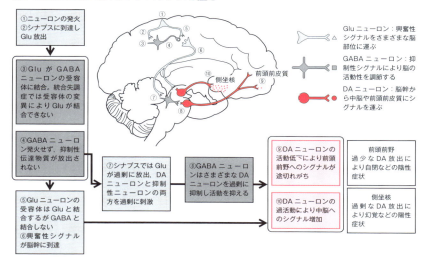

図 4-1 グルタミン酸受容体の機能不全
Glu：グルタミン酸，DA：ドパミン，GABA：γ-アミノ酪酸
〔Elert E. Aetiology：Searching for schizophrenia's roots. Nature. 2014 Apr 3；508(7494)：S2-3 より〕

ちょっとした変化も鋭敏に感じ取るのが，統合失調症の患者さん。

▶ 必要なのは人とのつながり

　統合失調症の患者さんは，原始的な水準の不安により破滅してしまうのではないかと恐れています。精神分析の見方では，人生早期の幼児は母親に絶対的な依存をしなければなりません。母親は holding（抱っこ）により幼児を保護していく必要があるのですが，この時期にそれがなされなければ，幼児は存在そのものが解体されてしまうでしょう。これが原始的な水準の不安であり，私たちが感じるような不安とは格が違うのです。安全ではない世界の中，自分自身のアンテナの感度を高くして，さまざまなことにいち早く気づき危険な物事を回避することに患者さんたちは腐心します。それは，他者との関係性をつくる時にはマイナスに働いてしまうことが多いでしょう。

　彼らはこころの底で人とのつながりを求めており，このことは忘れては

ならない事実。バリントによると"分裂病者はいわゆる「正常人」や「神経症者」よりも自らの人間的環境とはるかに密接な絆を持ち、はるかに強く境界に依存している。いかにも分裂病者の行動の表面的な観察だけではこの絶体絶命の依存は見えてこず、逆に、ひきこもり、一切の接触欠如の印象が醸成される""これらはすべて皮一枚下には絶体絶命の依存と調和への非常に熱烈な希求がある"とのこと[3]。しかし、上記のように適切な保護環境になかった彼らは他者とのほどよいつながりをうまくつくれず、他者と"一体化"してしまうかもしれないという極端な恐怖に苛まれます。自分が他者になる、もしくは他者に乗っ取られる危機として感じてしまうのです。人とのつながりを求めていながら、微分回路的な物事のとらえ方によって他者との同一性を回避してしまう、回避せざるを得ないという、かなしい臨床像があるのです。

　困った症状とされる"自閉""ひきこもり"も、同様の視点で眺めてみましょう。すると、陰性症状は彼らにとって必要なことも多いと理解できるかと思います。人との関係性を望みながらも、同一化から逃げざるを得ないという、回復への思いと不安定の忌避。この2つが何とか折り合いを付けて安定傾向に向かっているのが、陰性症状なのです。よって、その背景を考慮せずに医療者が介入することは、侵襲的なことも多々あります。まずは医療者とのつながりを"自閉の中から"ゆっくりとつくりあげていくことから始めるのが肝要。その土台ができてから、少しずつ。自閉を大切にすることが自閉から雪解けするためには大切なのだ、そう思います。また、回復への思いと不安定の忌避のうち前者が強ければ傍目には他者への攻撃性と映るかもしれません。しかしそれには、つながりを構築したいという回復への強い願望が込められているのでしょう。

　外来では、診察室の"あわい"をあまり変えないように心がけると良いでしょう。それを続けて、患者さんが"くつろげる""ゆとりを持てる"ようになることを目指します。変化のないことを尊ぶ気持ち、これが基盤。それをせずに患者さんを変化させようとするのは、"追い立てる"ことになります。診察での会話もこちらから幻覚妄想について口にはせず、できるだけ患者さんの生活面を重視したものとします。診察で"症状を外す"という工夫は、統合失調症に限らずどの精神疾患でも重要なスキル。日常生活の彩

りを話題にし，症状の占める割合を落としていきましょう。

> **Take Home Message**
> 統合失調症の患者さんは他者とのつながりを求めています。しかし，先取りによる回避という機制により，他者との関係性をうまくつくることができません。2つの思いに苦しんでいる姿を理解しておくことが大切です。

文献

1) Elert E. Aetiology：Searching for schizophrenia's roots. Nature. 2014 Apr 3；508(7494)：S2-3.
2) 中井久夫：分裂病と人類. 東京大学出版会, 1982.
3) マイケル・バリント(著), 中井久夫(訳)：治療論から見た退行―基底欠損の精神分析. 金剛出版, 1978.

COLUMN 7 テツガクしましょう！

　医療者は患者さんの人生に関わる職業でもあり，それは否応なしに「死んだらどうなるんだろう」「なんでこんな病気になってしまったんだろう」などの疑問と向き合うことになります。精神科に限らず，どの科でも。医学というのは科学であるべきですが，実際の臨床ではその科学にプラスαとしてこの"存在する(sein)"について考えるという，哲学の王道についての親和性が必要なのかもしれないなぁと思っています。もちろん正解なんてないでしょう。大昔から頭の良い人たちが考えてきて答えが出ていないので，コレって言うものはないのだと考えています。でも，1人ひとりの患者さんと一緒に考えるという過程そのものが欠かせないんじゃないかしら。

　ここで重要なのは，その哲学が"哲学・学"になってはいけないということ。往々にして「誰々がこういった」「誰々によればそれはこうだ」と難しい専門用語を頻用する人もいますが，それは"患者さんとともに考える"ということから外れてしまい，思弁が先に立ってしまっています。もちろん知識として有用であり学ばねばならないのは当然ですが，語るその言葉が生きて響いていなければちょっとどうなのかな…と。でも時期を経ることが求められるかもしれませんね。それを経て肩の力が抜けてくると，身近な言葉で語る大切さが見えてくると思います。新しい概念は専門用語でしか語り得ず，それが重要なのは言うまでもありませんが，それを多用して私たちが文章を構成したり話したりするのは，借り物臭が強いと思います。自分の言いたいことを補佐する程度に位置づけ，あくまで日常語を大切にし，そこで大いなる工夫をして語りたいものです。学者ではなく臨床に携わる一介の人間としてね。

　一般的な答えのない疑問，そして悩み苦しむ存在の患者さんを理解しようと努めること，そして，その理解しきれない一種の断絶を認め大切にすること，それこそが医療者に求められる哲学なのだと思います。それには"哲学・学"が前面に出る必要はありません。背景として動くことが肝腎で，大事なのは同じ人間として悩むということ。

"患者さんをどこまで理解できるかということ"
　　"理解しきれないという事実に気づくこと"
　　"その距離を大切にすること"

　こういったことを日々の臨床で考えるのです。患者さんをまるごと理解しようなんていうのは，とてもおこがましいこと。触れられない痛みが必ず存在し，それに土足で踏み入って荒らして良いものではありません。理解しようとする私たちも苦しくなるでしょう。等身大の私たちが，真剣に1人の患者さんと向き合い，ともに同じ時間と空間を過ごし，悩むこと。来し方を感じ，行く末を思う。単純かもしれませんが，そんな"テツガク"が医療者には求められるでしょう。聞くと構えてしまう"哲学"ではなく，考え悩むというありきたりな"テツガク"こそ，じっくりと取り組んでみるべき事柄なのだ，と個人的に感じています。

Q 4-2 幻覚妄想やプレコックス感があれば統合失調症ですか？

A もちろん違います！

　統合失調症と聞くと，やはり了解不能な幻覚妄想，そしていにしえより重視されてきた"プレコックス感"（統合失調症患者さんと向き合った時に感じる，言葉にしづらい違和感のこと）が診断に大事だと思っている医療者もいるかもしれません。

▶ 幻覚妄想は他の疾患でも生じる

　幻覚妄想ですが，これはさまざまな身体疾患や精神疾患に見られます。精神疾患に絞って話をしますが，**どのような疾患でも重症になれば幻覚妄想を来たす**，と考えておきましょう。重症度は疾患の奥行きとも表現できますし，図4-2[1]にあるアンリ・エーの特に急性精神病の概念をイメージ

精神病（意識の解体）	
急性精神病 （意識野の解体）	慢性精神病 （人格の解体）
・情動不安発作 ・躁うつ症候群 ・急性幻覚妄想症状群 ・錯乱/夢幻症状群	・神経症 ・慢性妄想性精神病 　　系統性（パラノイア） 　　幻想性（パラフレニー） 　　自閉性（精神分裂病） ・痴呆状態

解体の深度 ↓

解体が深くなるにつれて
幻覚妄想や錯乱夢幻に陥っていく

図4-2　アンリ・エーによる考え方
〔アンリ・エー，他（著），小池　淳（訳）：精神医学マニュエル．牧野出版，1981より一部改変〕

すると良いかもしれません。

　この図を参考にすると，種々の精神疾患において病勢が強い時，つまり重症の時は幻覚妄想状態や錯乱状態になると考えられます。ただし，幻覚妄想の内容には違いが確かにあり，例えばうつ病では自身の築き上げてきた生活に関連した"取り返しの付かない"妄想になりがちで，「家が燃えた」「お金や服がない」は好例ですね。躁うつ病は，中には超越した印象の妄想もありますが，多くは世俗的。対して統合失調症では漠然とした他者により今，そして未来の生存が脅かされるレベルにまで届きます。しかし，コテコテの典型的な場合を除いて幻覚妄想のみで診断がつくほど簡単ではありません。

▶ 圧倒的な不安と深い苦悩が中核症状

　臨床的には，幻覚妄想は統合失調症の本質ではないと考えましょう。彼らの中核的な症状は原始的な水準の不安と微分回路的な機制による対人希求/回避の苦悩であり，幻覚妄想はあくまでも派生してきた部分。かのブロイラー先生も統合失調症の基礎症状を4つのAとして掲げていますが，それは連合弛緩(Assosiationslockerung)・感情平板化(Affekverblodung)・両価性(Ambivalence)・自閉(Autisumus)であり，幻覚妄想を副次的としていることを忘れてはならないでしょう[2]。先述のように，統合失調症では解体不安により自分自身がバラバラにされるような，言いようのない恐怖があります。そのままでは破滅してしまうため，何とか自身の中から追い出して外からの攻撃として位置づけて生き延びようとしている，そんな必死の姿の表れが幻覚妄想なのです。特に患者さんは微分回路的認知により些細なことを感じ取り，緊張と不安と孤独に陥りやすい人たち。よって，人と人との"あわい"がほどよく，つながりが保てている時，解体不安は縮小し幻覚妄想は背景に退くか，穏やかなものと変わります。幻覚妄想が強い時，それは患者さんが強い不安や切ない境遇の中にあると考えられます。その根底の不安を私たちは感じ，豊かな"あわい"を築くために"抱える環境"となる必要があるでしょう。確かに彼らの症状は了解不能なことが多いです。しかし，彼ら自身は決して了解不能ではありません。

　私の患者さんで，祖母が介護を必要とするようになり必死にそのお世話

をしていたという方がいました。その間は見事に幻覚妄想が消えており，外来でも安定していたそうです。私が担当する少し前に祖母が亡くなり，そこから症状はどんどん悪化。担当した頃には活発な幻聴があり，診察室では切迫した内容の妄想を語るようになっていました。この患者さんは，祖母の介護という，自分自身が輝ける役割を持っていたのです。ご家族もそれにより患者さんを優しく見守るようになり，"あわい"がゆとりあるものだったのでしょう。しかし，祖母が亡くなってからは役割を剝奪され，歯車がずれたように思われました。自宅で居場所がなくなりご家族からも疎ましがられる存在となってしまったのです。その苦しさ・孤立から，症状の悪化を認めたと言えます。

▶ プレコックス感の陽性率は超低い

プレコックス感は，本当にそれが診断に役立つかの報告がきちんと出ています[3]。102人の精神科患者さん（うち37人が統合失調症）を5人の精神科医が診察したところ，プレコックス感の陽性的中率は0.4以下，陰性的中率も0.8未満という残念な結果でした。プレコックス感自体は自閉スペクトラム症や器質性精神障害でも見られることがあり，また医療者同士でプレコックス感の"感じ方"も異なり，それを以て「統合失調症だ！」と決め打ちはできないと考えられます。特にビギナーであればなおさら。

> **Take Home Message** 幻覚妄想やプレコックス感のみで診断しないように。症状の根底にある患者さんの圧倒的なまでの不安に医療者は思いを寄せ，患者さんの人生を考えるべきでしょう。

文献

1) アンリ・エー，他（著），小池 淳（訳）：精神医学マニュエル．牧野出版，1981．
2) オイゲン・ブロイラー（著），飯田 真（訳）：早発性痴呆または精神分裂病群．医学書院，1974．
3) Ungvari GS, et al：Diagnosis of schizophrenia：reliability of an operationalized approach to 'praecox-feeling'. Psychopathology. 2010；43(5)：292-299.

Q 4-3 幻聴や妄想について どう心理教育をしたら良いですか？

A そっと"肯定的な意味付け"を してみましょう！

　統合失調症の幻聴や妄想というのは，なかなか本人以外には理解されにくい症状。Q 4-2 のように，圧倒されるような解体不安を何とか"いなす"ために症状として位置づけているとイメージしておきましょう（→p. 73）。それが真実かどうかは分かりませんが，そのように考えることで患者さんのつらさを少しでも感じてなぞることができるなら，無駄ではないはず。

▶ 外来での効果的なプチ心理教育

　そして，残念ながら現代の精神医学では，すべての患者さんの幻聴や妄想をゼロにすることはできません（ゼロにするとかえって恐怖が強くなるという患者さんも実はいます）。よって，患者さんに対してはお薬以外の方法も求められ，外来で行うプチ心理教育も有効。その 1 つに"**幻聴に対して肯定的な意味付けをする**"というのがあります。折にふれて少しずつ「こういう意味があるのかも？」と押し付けがましくなくお伝えしてみましょう。断定的に「こういう意味なんです」と言うのは避けるべきで，それは患者さんに「この人は何でも知っている。怖い」と思わせるかもしれませんし，もしくは土足で患者さんのこころに入り込むような印象を与えるかもしれません。そっと添えるような伝えかたが非侵襲的。会話例を挙げてみます。

患者さん　「幻聴が聞こえて苦しいんだわぁ」
医療者　　「そうでしたかぁ。うーん」

患者さん	「聞こえちゃって聞こえちゃって」
医療者	「うーん。どんな時に聞こえるのかしら，幻聴さん」
患者さん	「どんな時って，家にいる時」
医療者	「今は？」
患者さん	「聞こえん」
医療者	「家にいると必ず？」
患者さん	「必ずってわけでもないけど」
医療者	「○○さん，ひょっとして眠れん日が少し続いたり，あとそういえばデイケアで最近△△さんとケンカしましたでしょ？　あれ以来ちょっと幻聴さん強くなっていません？」
患者さん	「あー，そうだなぁ。そういえばケンカしてから眠れんわぁ」
医療者	「仲直りしました？」
患者さん	「まだしとらん」
医療者	「そこかなぁと思いますよ。○○さんの幻聴さんって，**つらさの代名詞みたいなところ**がある感じ」
患者さん	「そうかぁ。代名詞かぁ」
医療者	「つらさとか寂しさとか，そういうのがあると幻聴さんがコンニチハと」
患者さん	「そうだなぁ」
医療者	「だからサインだと思うのよね。"あなた今こころが苦しいのよ"って知らせてくれるような気がする」
患者さん	「うーん，そうかぁ」
医療者	「幻聴さんは性格がきついもんで嫌なこと言ってくるけど，それを活かしていくと少し生活しやすくなるかもしれんよ」
患者さん	「分かったわぁ」
医療者	「意外と幻聴さんがヒント出してくれとるかもしれんでね」
患者さん	「おー，そうだなぁ」
医療者	「となると，まずは△△さんと仲直りかしら」
患者さん	「うん，そうだなぁ」
医療者	「あとね，この４つを覚えておいてください 図4-3 」
患者さん	「これかぁ」

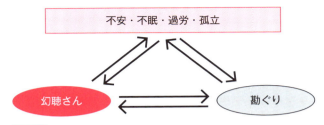

図4-3 4つの要素に注目を
（原田誠一：統合失調症の治療．p32，金剛出版，2006より一部改変）

医療者　「不安なこと，眠れないこと，疲れすぎること，助けてくれる人がいないこと。これがあるとこころが苦しくなって，幻聴さんがサインを出すもんで」
患者さん　「分かった」
医療者　「今回は不眠と孤立でしたね。△△さんとケンカして眠れなくなったのが大きかったかなぁと思います」
患者さん　「そうだなぁ」

▶ 関係の深い4つの要素

　ここに示す 図4-3 のように，幻聴は"不安・不眠・過労・孤立"という4つの要素と関わっており，この要素が強くなると幻聴も増悪します。そうするとその影響から妄想（図では"勘ぐり"）も強くなり，更に4要素も…。このループを示すことが簡単な心理教育に適しています[1]。自分はどんな症状もこの要素が大事だと思いますが，とりわけ幻聴については難しく考えずこの4つに絞って患者さんとお話しして，幻聴を"いなす"もしくは"活かす"ことを考えていきます。ご家族にもこの図を描いてお渡しして，その4つにまず気をつけるようにとお伝えしましょう。

　患者さんにはまず「幻聴さんは"つらさの代名詞"かもしれません」とお伝えしてみます。具体例を挙げ，この4要素との関わりを絵に描いて示してみます。そこで，幻聴はその要素を知らせてくれるサインととらえてみるように少しばかり促します。真剣になり過ぎず，「幻聴さんって性格きついんだけど，意外とこんなところを教えてくれるんじゃないかしら」とい

う感じでゆるくふわっと。大きな声では言えませんが，"幻聴のツンデレ化"をひっそり目指しています。幻聴を活かして生きられれば，それは症状という枠からはずれてくれるのではないか。そう願いながら。

　どんな症状も肯定的な意味が付与されれば，敵対せずにやっていけそうな気もしていますが，難しい…。それを1人ひとりの患者さんで探求するのが精神医学の醍醐味なのかもしれません。

> **Take Home Message**　幻聴や妄想には肯定的な意味付けをそっと示唆して，"不安・不眠・過労・孤立"という要素とうまく関連付けましょう。

文献
1) 原田誠一：統合失調症の治療. 金剛出版, 2006.

Q 4-4 抗精神病薬同士の違いをどう理解したら良いですか？

A 副作用と相互作用から入りましょう

　症状への有効性はクロザピン（クロザリル®）を除いてどれも似たり寄ったりであり，定型でも非定型でも思ったほどの差はありません[1]。ハロペリドール（セレネース®/リントン®）に代表される定型は錐体外路症状などD_2受容体阻害の強さや$5-HT_{2A}$受容体への配慮の相対的な少なさによる副作用がやや出やすい印象はありますが，用量を微調整することで非定型となかなか良い勝負ができます。私はアリピプラゾール（エビリファイ®）でどうにもならなかったのにブロムペリドール（インプロメン®）で著明な改善を見た患者さんがいますし，ブロナンセリン（ロナセン®）が効かない患者さんに対してチミペロン（トロペロン®）を使用したらぐっと良くなってくれたこともあります。

▶ 定型か非定型か

　"定型"も捨てたものではないのです。「非定型が優れており定型は劣っている」わけでは決してなく，要は使い方。昔々の処方は大量かつ多剤になっており，それこそが責められるべき対象。仮に非定型でも現在の投与上限量を無視してガンガン使えば同じ結果になると思います。大量投与は薬剤の個性をなくし強引さを前面に出し，その結果D_2受容体が根絶やしにされるでしょう。量を適切に設定すれば定型も主戦力になり，薬剤の個性が出てきます。本当はこの"定型・非定型"という分け方も恣意的であり，全体としての"抗精神病薬"を見通して使うことができれば，それが理想的なのだと感じています。

そうは言っても，多くの場合はいわゆる"非定型"を使うと思います。確かに用量設定も相対的に楽ですし投与量の上限も明確。車のハンドルでいう"アソビ"が多いとも言えるでしょう。個人的な感覚では，オランザピン（ジプレキサ®）やアリピプラゾール（エビリファイ®）は特に優雅さというか"まとまり"をもたらしてくれる印象があり，その点で優れていると思っています。しかしリスペリドン（リスパダール®）は定型的な感じがあり，患者さんの改善度合いを見てもちょっと"硬い""ぎこちない"感じがします。とは言え，これらはあくまでも個人的な意見。「そんなことはない」と感じる医療者も多いでしょう。よって，まずは各薬剤の副作用や相互作用を知り，それにもとづいて選択するのが王道だと考えています。ここからは非定型について主に述べることとします。

▶ 副作用は受容体への親和性を

　本や資料によって若干異なりますが，各抗精神病薬の受容体親和性は大体 表4-1 のような感じ[2]。

　どの受容体にどれだけ強く結合するかが，副作用を知るためには理解しやすいかと思います。D_2受容体は錐体外路症状や高プロラクチン血症，

表4-1 受容体への関与

	D_2	$5\text{-}HT_{1A}$	$5\text{-}HT_{2A}$	M_1	$α_1$	H_1
ハロペリドール	+++	+	++	+	++	+
クロザピン	++	++	+++	+++	+++	+++
オランザピン	++	+	+++	+++	++	+++
クエチアピン	++	++	++	±	++	+++
リスペリドン	+++	++	+++	±	+++	++
パリペリドン	+++	++	+++	±	++	++
アリピプラゾール	+++*	+++*	+++	±	±	±
ブロナンセリン	+++	±	+++	±	+	±
ペロスピロン	+++	+++*	+++	±	+	+++
アセナピン	+++	+++	+++	±	+++	+++

＊：パーシャルアゴニスト
(Gareri P, et al：Use of atypical antipsychotics in the elderly：a clinical review. Clin Interv Aging. 2014 Aug 16；9：1363-1373 などを元に作成)

ムスカリン M_1 受容体は口渇や便秘に代表される抗コリン作用，$α_1$ 受容体は鎮静や起立性低血圧，H_1 受容体は鎮静や体重増加の部分的な要因。この中で鎮静はメリットにもなればデメリットにもなりますね。意外なところでは 5-HT_{2A} 受容体の慢性的な阻害は強迫症状をもたらす可能性がある，ということでしょうか[3]。この強迫はオランザピンとクロザピンが起こしやすいようです。また，抗精神病薬は定型・非定型にかかわらず誤嚥性肺炎のリスクになることが知られており，これは D_2 受容体阻害による錐体外路症状や H_1 受容体阻害による鎮静，他には抗精神病薬が持つ免疫系への作用が指摘されています[4]。これらとは別に上記受容体の関与が薄い副作用も知られており，それらは QT 延長，静脈血栓塞栓，代謝異常，死亡リスクが挙げられるでしょう。

QT 延長はクエチアピン(セロクエル®)が最も起こしやすく，クロザピンやリスペリドンやオランザピンがそれに続きますが[5]，アリピプラゾールはその可能性が最も低いとされます。ちなみに QT 延長については以下に示すようないくつかのリスクファクターが知られています[5]。

・年齢＞65 歳
・女性(男性より QT 時間が長く，薬剤性 TdP は男性の 2 倍のリスク)
・心筋肥大(高血圧症など)
・先天性 QT 延長症候群
・徐脈(洞徐脈，2 度や 3 度の房室ブロック)
・電解質異常(低 K 血症，低 Mg 血症)
・血中濃度上昇(大量服薬，代謝酵素阻害，肝腎機能低下，急速投与)

薬剤性 TdP に関しては心疾患，年齢＞65 歳，女性という 3 つのリスクファクターが特に強く関連していたとの報告もあります[6]。

静脈血栓塞栓は"非定型・低力価・使用開始から 3 カ月以内"が最もハイリスク[7]。多剤，大量，注射製剤を含む使用でも危険性が上昇していきます。外来でも通院以外は家でずっと寝ている患者さんは多く，不動の傾向になっています。

代謝異常は非定型らしさを示す 1 つの副作用ですが，クロルプロマジン

（ウインタミン®/コントミン®）やピパンペロン（プロピタン®）などさまざまな受容体に結合する定型も好例です。明確なメカニズムは分かっていないものの，オレキシン受容体の遺伝子多型[8]やムスカリン M_3 受容体の阻害[9]，メラトニン濃度の減少[10]などが指摘されています。周知のように，オランザピンとクエチアピンが日本では糖尿病に禁忌ですね。クロザピンは切り札的存在のため禁忌になっていませんが，オランザピンと並んで代謝異常を最も起こしやすい抗精神病薬です。安全と思われるアリピプラゾールも血糖上昇の報告[11,12]はちらほら見られるため，やはりどのような抗精神病薬でも使用開始は特に配慮しましょう。

死亡リスクは，統合失調症において中等量の服用であればむしろリスク低下につながるとも言われており，実は"服用＝死亡リスク"と単純に結論付けられません[13]。精神障害を有さない患者さんでは死亡リスクが上昇すると考えて良いようです，今のところ。

▶ 相互作用はCYP（チトクロームP450）をまず押さえる

阻害について，定型はCYP2D6を阻害することが多く[14]，フェノチアジン系はCYP1A2も阻害するようです[15]。対して非定型はCYPに大きく干渉しない可能性が高く，中ではクロザピンがCYP2D6とCYP2C9を，リスペリドンとアセナピンがCYP2D6をそれぞれ阻害しますが，それらの意義は小さいとされます[16]。臨床においては抗精神病薬の代謝酵素をより重視すべきで，その酵素の阻害や誘導による抗精神病薬の血中濃度変化や有害事象に気を配りましょう 表4-2 [17]。

喫煙がCYP1A2を誘導するというのは有名で，例えばオランザピンやクロザピンで安定していた入院患者さんがいざ退院したら自宅でタバコを吸い始めたことで薬剤の代謝が進んでしまい，症状が悪化するということもあります。CYP3A4を阻害する薬剤（スタチンやクラリスロマイシン）によってクエチアピンやアリピプラゾールの血中濃度が上昇し，QT延長や急激な錐体外路症状，はたまた悪性症候群の出現を見ることも。

表 4-2 代謝に関わる CYP

薬剤	関与する CYP
ハロペリドール	2D6，3A4＞1A2
クロザピン	1A2＞3A4，2D6，2C19
オランザピン	1A2＞2D6
クエチアピン	3A4
リスペリドン	2D6＞3A4
パリペリドン	2D6，3A4
アリピプラゾール	2D6，3A4
ブロナンセリン	3A4
ペロスピロン	3A4
アセナピン	1A2＞3A4，2D6

〔Madhusoodanan S, et al：A current review of cytochrome P450 interactions of psychotropic drugs. Ann Clin Psychiatry. 2014 May；26(2)：120-138 などを元に作成〕

Take Home Message　作用する受容体をきちんと理解し，相互作用にも目線を保ちましょう。特に高齢化や代謝異常のため精神科以外の薬剤を服用する患者さんも多くなっており，医療者の気づきが事故を防ぐ第一歩。

文献

1) Leucht S, et al：Comparative efficacy and tolerability of 15 antipsychotic drugs in schizophrenia：a multiple-treatments meta-analysis. Lancet. 2013 Sep 14；382(9896)：951-962.
2) Gareri P, et al：Use of atypical antipsychotics in the elderly：a clinical review. Clin Interv Aging. 2014 Aug 16；9：1363-1373.
3) Fonseka TM, et al：Second generation antipsychotic-induced obsessive-compulsive symptoms in schizophrenia：a review of the experimental literature. Curr Psychiatry Rep. 2014 Nov；16(11)：510.
4) Nosè M, et al：Antipsychotic drug exposure and risk of pneumonia：a systematic review and meta-analysis of observational studies. Pharmacoepidemiol Drug Saf. 2015 Aug；24(8)：812-820.
5) Wenzel-Seifert K, et al：QTc prolongation by psychotropic drugs and the risk of Torsade de Pointes. Dtsch Arztebl Int. 2011 Oct；108(41)：687-693.
6) Aström-Lilja C, et al：Drug-induced torsades de pointes：a review of the Swedish pharmacovigilance database. Pharmacoepidemiol Drug Saf. 2008 Jun；17(6)：587-592.
7) Jönsson AK, et al：Venous thromboembolism in recipients of antipsychotics：incidence, mecha-

nisms and management. CNS Drugs. 2012 Aug 1 ; 26(8) : 649-662.
8) Tiwari AK, et al : Association of orexin receptor polymorphisms with antipsychotic-induced weight gain. World J Biol Psychiatry. 2016 Apr ; 17(3) : 221-229.
9) Weston-Green K, et al : Second generation antipsychotic-induced type 2 diabetes : a role for the muscarinic M3 receptor. CNS Drugs. 2013 Dec ; 27(12) : 1069-1080.
10) Romo-Nava F, et al : Melatonin attenuates antipsychotic metabolic effects : an eight-week randomized, double-blind, parallel-group, placebo-controlled clinical trial. Bipolar Disord. 2014 Jun ; 16(4) : 410-421.
11) Makhzomi ZH, et al : Diabetic ketoacidosis associated with aripiprazole. Pharmacotherapy. 2008 Oct ; 28(9) : 1198-1202.
12) Logue DD, et al : Hyperglycemia in 7-year-old child treated with aripiprazole. Am J Psychiatry. 2007 Jan ; 164(1) : 173.
13) Torniainen M, et al : Antipsychotic treatment and mortality in schizophrenia. Schizophr Bull. 2015 May ; 41(3) : 656-663.
14) Shin JG, et al : Effect of antipsychotic drugs on human liver cytochrome P-450(CYP)isoforms *in vitro* : preferential inhibition of CYP2D6. Drug Metab Dispos. 1999 Sep ; 27(9) : 1078-1084.
15) Daniel WA, et al : Effects of phenothiazine neuroleptics on the rate of caffeine demethylation and hydroxylation in the rat liver. Pol J Pharmacol. 2001 Nov-Dec ; 53(6) : 615-621.
16) Prior TI, et al : Interactions between the cytochrome P450 system and the second-generation antipsychotics. J Psychiatry Neurosci. 2003 Mar ; 28(2) : 99-112.
17) Madhusoodanan S, et al : A current review of cytochrome P450 interactions of psychotropic drugs. Ann Clin Psychiatry. 2014 May ; 26(2) : 120-138.

Q 4-5 錐体外路症状が出現した時，抗コリン薬を追加すべきですか？

A 原因をしっかりと考え，できるだけ使わないようにしましょう

　抗精神病薬の副作用である錐体外路症状(基底核と大脳皮質とを結ぶ経路の障害。固縮，無動などの運動過少，振戦，ジストニアなどの運動過多に大別される運動症状がみられる)。これはできるだけなくしていきたいものです。錐体外路症状の多くは，単純に言ってしまうと抗精神病薬の投与により黒質線条体のドパミンが遮断され相対的にコリンが多くなり，パーキンソン病と類似した状態となることが原因(遅発性ジスキネジアなど一部の症状は異なります)。よって，出現時は抗コリン薬を投与して多くなったコリンを抑えることが行われています。昔々はハロペリドール15 mg に対してビペリデン 3 mg とトリヘキシフェニジル 3 mg など，なかなかな処方がされていました。現在でも慢性期の患者さんにその名残を見ることがありますね。しかし，抗コリン薬で抑えるといってもコリンが絶対的に多いからではありません。ドパミンの過剰な遮断により，コリンが多く見えてしまうのです。

▶ 必要以上の遮断はしない

　抗精神病薬の副作用としての錐体外路症状が生じたのであれば，D_2 受容体の占拠が多すぎるということ(正常圧水頭症など他の原因による錐体外路症状は今回除きます)。となると抗精神病薬の投与量を見直したいのですが，副作用が出現した際には「なぜ今この時点で出てきたのか？」と想像をめぐらせます。

　1つには，統合失調症は病期によって占拠の必要性のある D_2 受容体数

が異なるということが挙げられましょう。"急性期はガッチリ，それを抜けたらほどよく，慢性期はふわっと"とイメージしておき，その段階に応じた D_2 受容体阻害をこころがけましょう。急性期をアリピプラゾール 30 mg で切り抜けた患者さんで，落ち着いてきたと思ったら振戦が出始めた…なんていうのは往々にして経験するところ。維持期や慢性期は身体にとって抗精神病薬が"重く"なってくる時期なので，抗コリン薬の追加ではなく抗精神病薬を調節してあげましょう。特に高齢の統合失調症患者さんでは占拠率が 50～60％ でも良いのではないかと言われています[1]。ただし，既述のように慢性期では D_2 受容体のアップレギュレーションが生じていることもあり，患者さんによってはそろりそろりと退かねばなりません。これは次の Q 4-6 でまた話題にします（→p. 89）。

▶ 相互作用にも注目！

　もう 1 つは，何か他の薬剤を使用していることによる"合わせ技 1 本"となっていないかということです。現在用いている抗精神病薬の代謝を阻害するような薬剤に眼を光らせましょう。もしリスペリドンを服用中の患者さんが少し抑うつ的だからとパロキセチンが投与されたら，パロキセチンの持つ CYP2D6 阻害作用によりリスペリドンの血中濃度が上昇してしまいます。私自身の経験では，アリピプラゾールの投与量を全く変えておらず前回の診察では特に問題がなかったのに，今回会ってみたら振戦が明らかに見られれつも回りにくくなっていたという患者さんがいました。「どこかでお薬もらった？」と聞くと，クラリスロマイシンを「風邪だから」という意味不明な理由で他院から処方されていたのでした…。もうお分かりでしょうが，強力な CYP3A4 阻害作用により，アリピプラゾールの血中濃度が跳ね上がってしまったのです。代謝酵素の阻害は結構危なくて，悪性症候群のリスクにもなるのです。というかそもそも風邪に抗菌薬を出さないでください。しかも何でもかんでも第 3 世代セフェムとか経口キノロンとか果ては経口カルバペネムとか…。無駄で有害だと分かりきっていることは，やめるべし。と，少し脇道にそれてしまいましたが，どこかで新規に薬剤が出ていないか？　を考えてみましょう。外来だと患者さんの服用している薬剤をすべて把握するのがとても難しく，だからこその合わ

せ技で足をすくわれてしまうため要注意。

▶ 応急的な使用にとどめる

　抗コリン薬はできるだけ使わずに。使うにしても抗精神病薬を退いた効果が出るまでの応急的な立場でいたいものです。特にビギナーの間にこういうクセを付けておくことが大切かと。では，抗コリン薬をなぜそれほどまでに忌避するのか？　というところですが，このお薬にはよろしくない副作用が…。なんと，認知機能の低下や身体機能の低下をきたし[2,3]，心拍変動にも影響を与え[4]，肺炎のリスクにもなってしまうのです[5]。かなり嫌な副作用であり，これを見ると「可能ならば使いたくないなぁ…」と思ってしまいます。

　確かに抗コリン薬を併用したり抗精神病薬を大量に使ったりしなければならない患者さんもいるのかもしれません。しかし，ビギナーのうちから「この患者さんは使わなきゃいけない人だな」と見切るのは，諦めていることと一緒。副作用で患者さんがつらい思いをしており，医療者側から見ても軽減した方が良さそうな時は，患者さんに説明をして了解をもらい，ほんの少しでも良いから減量にトライを。心意気が大切であり，この繰り返しが良い変化を産むのです。ただし，患者さんの同意を得てからにすること。統合失調症の患者さんは変化を怖がる傾向があるため，仮にも安定している薬剤を変えられるのを脅威に感じることがあります。ただでさえ"自己ならざるもの"を飲んでいるのに，それを他者が変えることでもっと恐ろしいものになると感じたら，症状が揺れてしまうかもしれません。患者さんが拒否したらいったんは退き，忘れた頃にもう一度問うてみます。患者さんの壊れそうな世界には，そぉっと遠慮しながら，靴を脱いで揃えてから入りましょう。

> **Take Home Message**　抗精神病薬の副作用である錐体外路症状が認められた場合は，抗コリン薬を追加するよりも抗精神病薬の減量を目指しましょう。副作用が強い場合は抗コリン薬を使用しても良いですが，あくまでも減量の効果が出るまでの応急的な処置です。あと風邪に抗菌薬も絶対ダメです。

文献

1) Graff-Guerrero A, et al：Evaluation of Antipsychotic Dose Reduction in Late-Life Schizophrenia：A Prospective Dopamine D2/3 Receptor Occupancy Study. JAMA Psychiatry. 2015 Sep；72(9)：927-934.
2) Fox C, et al：Effect of medications with anti-cholinergic properties on cognitive function, delirium, physical function and mortality：a systematic review. Age Ageing. 2014 Sep；43(5)：604-615.
3) Gray SL, et al：Cumulative Use of Strong Anticholinergics and Incident Dementia：A Prospective Cohort Study. JAMA Intern Med. 2015 Mar；175(3)：401-407.
4) Huang WL, et al：Impact of antipsychotics and anticholinergics on autonomic modulation in patients with schizophrenia. J Clin Psychopharmacol. 2013 Apr；33(2)：170-177.
5) Paul KJ, et al：Anticholinergic Medications and Risk of Community-Acquired Pneumonia in Elderly Adults：A Population-Based Case-Control Study. J Am Geriatr Soc. 2015 Mar；63(3)：476-485.

Q 4-6 慢性期統合失調症の患者さんの抗精神病薬は減量できますか？

A　できます！　でも牛の歩みで！

　これまでいくつかの項目でリバウンド症状についてお話をしてきました。今回も重なりますが，それだけ重要ということです。まとめのような感じでお読みください。

▶ いきなり減らすと悪化することも

　入院でも外来でも，引き継ぎ患者さんの処方はカオスになっていることが多いかと思います。1人の患者さんにハロペリドール18 mgにリスペリドン6 mg，そしてクロルプロマジン200 mgなどなど，そしてビペリデン3 mgがもれなく付いてくる…。こんなこともザラでしょうか。これを見るとビギナーは「何とか減らしてやろう」と燃えてきます（よね？）。しかし「D_2に親和性の低いクロルプロマジンから退いてみるか…。でもどれくらい？　量も種類もたくさん入ってるし，まぁ問題ないだろ…」と考えて50 mg減らしてみると，なんと数日後に大爆発！　外来から入院になったり，入院なら看護師さんから「あの先生，せっかく安定してたのに処方変えて…」と白眼視されたりします。ちなみに私は前に勤めていた病院で，看護師さんから「今度来た先生はすぐに薬を減らす（怒）！」と赴任当初は言われていました…。このような経験をして，燃えるこころを持っていたビギナーは「やっぱりこの処方で安定していたんだな。慢性期はいじらないのが1番。うんうん」と思い直し，火は段々小さくなっていきます。

　しかし，ここで諦めてはいけません。これまでお話ししてきた"リバウンド症状"を考慮に入れるのです。慢性期の患者さんはいとも簡単に減量

できるタイプがある一方，なぜか減量のたびに失敗して慌てて医療者が元に戻す，もしくは増量するというタイプも存在します。この後者では，D₂受容体のアップレギュレーションという概念を導入する必要性が生じるでしょう。

▶ 神経伝達から考える減量の仕方

　ここで神経伝達を簡単に振り返ってみます。例えばシナプス後部に受容体が10個あるとして，ドパミンが結合すると1個あたり満点の10点もらえるとします。それが10個なので最高で100点満点。その神経は100点中60点を獲得すると無事に神経伝達，60点未満では沈黙すると考えましょう。ある抗精神病薬Aは完全なるアンタゴニストで，受容体を占拠するとその点数は0点。よって，Aが5個の受容体を押さえておけば，ドパミンがいくら頑張っても神経は50点止まりで伝達できないことになります 図4-4 。

　その前提で，Aを投与して9個の受容体をブロックした場合，ドパミンは1個にしか結合できず獲得点数は合計でたったの10点。伝達できません。では，受容体がアップレギュレーションして計13個になるとどうでしょう。話を単純にするためAは9個を押さえたままにしておきます。ドパミンは4個に結合し，獲得点数は計40点。まだ伝達しません。その

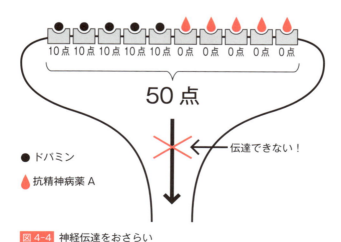

図4-4　神経伝達をおさらい

状態でAを減量し，Aの受容体占拠が9個から7個に落ちたとします。すると，ドパミンは空いた受容体2個にも結合し，合計6個，すなわち60点獲得して神経伝達ができます。数多くの神経がありそれらがさまざまな度合いにアップレギュレーションしていると考えると，減量によって神経伝達の起きる割合が高くなっていきます。これがアップレギュレーションによるリバウンド症状の生じやすさ。

　以上を考慮すると，減量はごく微量から始め，減らしたら1〜2カ月はそのままキープしアップレギュレーションした受容体が引っ込むのを待ちます。私はハロペリドールが9 mg入っていた患者さんで0.3 mg減量したら見事にリバウンド症状を来たし，それ以降は0.1 mgずつ退くようにしました。そこからは減量後も精神症状の揺れはなく，とてもゆっくりですが現在も減量を継続できています。もちろんヒスタミンH_1受容体やムスカリンM_1受容体などでも同様で，いわゆる中断症状/離脱症状は受容体のアップレギュレーションやダウンレギュレーションの関与もあると想定されます。

▶ 石橋を叩いても渡らないくらいの用心さで

　慢性期の統合失調症では，医療者側が石橋を叩いてもまだ渡らないくらいの用心さで減量することをお勧めします。ハロペリドール0.1 mgやクロルプロマジン10 mgなど，ごく少量から。そして，次に減量するまでにしっかり時間をかけること。Q 4-5で述べましたが，**患者さんの減量同意もとても大切**（→p. 87）。必要性をお話ししても変化の恐怖から「減らさないでください」とはっきりと意思表示をする患者さんもおり，その場合は無理に説得しないこと。「医者はこう思ってるんだなって頭の片隅に入れておいてくださいね」とお伝えしておいて，リトライの機を窺いましょう。

　ちなみに，慢性期の患者さんはアリピプラゾールへのスイッチングで大爆発を起こすことがありますが，これもアップレギュレーションから説明できます。アリピプラゾールはパーシャルアゴニストで，ドパミン受容体に結合すると4点くらい獲得すると考えましょう。完全なアンタゴニストは0点，ドパミンは10点満点，アリピプラゾールは部分点の4点。10個

の受容体すべてをアリピプラゾールが占めると，全部かき集めても合計40点であり神経伝達は遮断。しかし受容体が15個に増えていた場合，すべてアリピプラゾールが結合すると60点に到達し，アゴニストとして作用してしまい，精神症状は悪化。これが慢性期でのアリピプラゾール大爆発を説明する1つの機序。受容体が多いとアリピプラゾールは部分点を稼ぎ，結局アゴニストとして作用します。パーシャルアゴニストは"**部分点アゴニスト**"なのですね。これを利用したのが，抗精神病薬の副作用である高プロラクチン血症の治療にアリピプラゾールを補助的に用いるというもの[1]。下垂体漏斗系はドパミン受容体が豊富なため，アリピプラゾールを少量投与するとその部分では余った受容体にアリピプラゾールが結合。部分点を多く取り結果的に神経伝達に必要な点数を稼ぐことになるのでした。

> **Take Home Message**　慢性期では受容体のアップレギュレーションを考慮し，普段以上の繊細さで減量しましょう。焦らずゆっくり落ち着いて。

文献

1) Chen JX, et al：Adjunctive aripiprazole in the treatment of risperidone-induced hyperprolactinemia：A randomized, double-blind, placebo-controlled, dose-response study. Psychoneuroendocrinology. 2015 Aug；58：130-140.

第5章

双極性障害

Q 5-1 双極性障害は過剰診断ですか？過少診断ですか？

A 医療者によって異なるというのが正解かもしれません…

　双極性障害，特に軽躁にとどまる双極Ⅱ型障害の診断はとても難しいところ。治療は主に気分安定薬を用い，その期間もかなり長期。何十年という単位で薬剤を服用しなければならない患者さんもいます。うつ病との違いを今回は例にして解説しますが，うつ病は寛解を維持できたら抗うつ薬を減量中止できるため，この違いは大きいのです。

▶ うつ病との鑑別の難しさ

　双極性障害はうつ病との鑑別が重視される代表的な疾患ですが，間違って抗うつ薬，しかも単剤で投与されると特にラピッドサイクラー（1年間に4回以上の急速な気分変動を繰り返すタイプ）において病状が不安定になる可能性が高いとされています[1]。かつこの疾患は自殺率も高く，精神疾患全体では統合失調症と1～2位を争います[2]。よって，できるならば早期に正しく診断して気分安定薬を使いたい気分になります。しかし，初発症状は抑うつのことが圧倒的に多く，この時点で診断すると"うつ病"となり，後に軽躁病/躁病エピソードを示してからやっと「あ，双極性障害だったのか…」と気づくことに。さらに，Ⅰ型もⅡ型も明らかな軽躁病/躁病エピソードが出現するのは疾患の経過においてごくわずかで[3,4]，ここを正しくとらえなければなりません。とはいえ，患者さんは中でも軽躁病エピソードを"本来の自分""元気が良くて人生バラ色"と考えがち。そうなると少し問診したくらいでは，自分自身で症状と思わない（自我異和的でない）ため，ひっかからないのです。結局，気分安定薬が開始されるまで

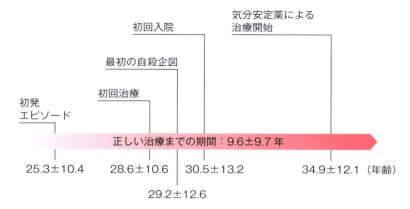

図 5-1 気分安定薬が開始されるまでの期間

〔Drancourt N, et al：Duration of untreated bipolar disorder：missed opportunities on the long road to optimal treatment. Acta Psychiatr Scand. 2013 Feb；127(2)：136-144 より〕

は10年ほどかかってしまうとする研究もあるくらい 図5-1 [5]。

　以上のように，双極性障害の適正な診断は極めて難しいのです。しっかり診断しようと真剣になればなるほど，どこでうつ病との線を引くかが困難になってきてしまいます。精神医学全体として，以前は確かに過少診断だったと思います。そこから「軽躁病/躁病エピソードをしっかりつかまえよう！」と意識を高めた結果，軽微な気分の上昇を"軽躁"ととらえてしまい，今度は過剰診断になったと言われてしまっています。現在，果たして双極性障害は過少に診断されているのか過剰に診断されているのか。どちらなのでしょう？

▶ 医療者のスタンスの違いによるバラツキ

　あくまで私の考えですが，過剰か過少かは"医療者による"のではないでしょうか。その医療者なりの"軽躁病/躁病エピソード"の像があり，例えば抑うつ状態の患者さんが「高校生の時は何日間も夜通しでカラオケしてました」と言った時のとらえ方は異なるでしょう。ある医療者は「お！ これは軽躁病エピソードだ」と考えますし，別の医療者は「高校生の時か。これくらいは"若さ"で説明できるだろう。軽躁は大袈裟かな」と判断します。また，人は情報を自分の都合の良いように選択する傾向にあります。

「軽躁を拾うぞ！」と意気込んでいる医療者は"過少診断されている"という情報を好んで収集し，「やっぱりオレのやり方は正しいんだ。過少診断されているからもっと拾わないと」と思うかもしれません。軽躁を狭くとらえる医療者は"過剰診断されている"という情報が記憶に強く残り，「そりゃそうだろう。狭くしないとみんな双極性になってしまう」と憤るかもしれません。

医療者全員が過剰/過少の傾向にあるわけではなく，**1人ひとりのスタンスによってかなりバラつきがある**のではないか，これがリアルワールドなのでしょう。他院からの紹介患者さんを診てそう思っているのですが，「これくらいで軽躁って言われたのか…？」ということが多く，はたまた「バリバリの軽躁を見逃しているじゃないか！」と真逆の事態にも遭遇することも。DSMはこれをなくそうと頑張っているのですが，難しいところ。

よって，「なかなか治らない」という理由で他院から紹介されてきた患者さんを診る時，私は性格の悪さが反映されてか，

紹介状に"うつ病"とあれば双極性障害を疑ってしつこく問診
紹介状に"双極性障害"とあればうつ病を疑ってしつこく問診

という，ひねくれたマイルールを持っています。"治らない"ことで紹介されてくるのであれば，診断が間違っている確率も高いだろうとの理由から。もちろん，しつこく問診しても空振りのことは数多くあり，その時は身体疾患が隠れていないかを改めて考え，薬剤についても腰を据えてしっかりと整理します。

> **Take Home Message** 双極性障害の診断は難しく，治療期間もうつ病と異なるため鑑別が重要です。過剰診断と過少診断との間で揺れていますが，個々の医療者のスタンスがどちらかの傾向にある，と考えておくのが臨床的です。

文献

1) El-Mallakh RS, et al：Antidepressants worsen rapid-cycling course in bipolar depression：A STEP-BD randomized clinical trial. J Affect Disord. 2015 Sep 15；184：318-321.
2) Nordentoft M, et al：Absolute risk of suicide after first hospital contact in mental disorder. Arch Gen Psychiatry. 2011 Oct；68(10)：1058-1064.
3) Judd LL, et al：The long-term natural history of the weekly symptomatic status of bipolar I disorder. Arch Gen Psychiatry. 2002 Jun；59(6)：530-537.
4) Judd LL, et al：A prospective investigation of the natural history of the long-term weekly symptomatic status of bipolar II disorder. Arch Gen Psychiatry. 2003 Mar；60(3)：261-269.
5) Drancourt N, et al：Duration of untreated bipolar disorder：missed opportunities on the long road to optimal treatment. Acta Psychiatr Scand. 2013 Feb；127(2)：136-144.

Q 5-2　Ⅰ型とⅡ型に明確な違いはありますか？

A　個人的にはあると思っていますが…

　躁病エピソードは"観念奔逸"となりあっちこっちに思考や行動が飛び，結果的に生産性を欠いて破滅的になることすらありますが，軽躁病エピソードではそのような典型的な転導性が顔を出しにくくなっています。前者は医療者に「入院が必要だな…」と，後者は「まだ外来でやっていけるかな？」と思わせます。主にこれによってⅠ型とⅡ型とを分けますが，この2つに本質的な違いはあるのでしょうか？　治療に用いる薬剤はどちらも似たようなもので，軽躁と躁は単なる症状の強さの違いだろうというイメージがあるかもしれません。確かにそういう意見も多いのですが，ここは違いを考えてみます。すなわち，「Ⅰ型とⅡ型は程度問題ではなく，別個の疾患かも？」という推論。

▶ 気分の波モデルと混合性の特徴

　上記のごとく思うようになったのは，図5-2 に示される双極性障害の"気分の波モデル"と，それで説明される"混合性の特徴"の存在です。
　"気分の波モデル"は一見すると分かりやすく，軽躁は躁の軽いバージョンでありどちらも抑うつと反対の極にあるという前提にもとづき，それにより混合病相を"移行期"として考えるようになっています。しかし，それを聞いた私は「混合病相が病相の移り変わりの状態で出てくるのってあんまり診ないなぁ…」と感じたのです。実際に混合性の特徴を示す患者さんは，移行というよりも"抑うつのど真ん中にも関わらず，言葉や行動は焦燥をまとって躁的な色合いを持ち頭の中が忙しい"状態であることが多

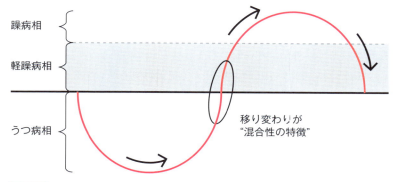

図 5-2 気分の波としての双極性障害

く，診ているこちらも「大変だなぁ」と感じてそわそわしてしまうような印象を受けます。つまりうつ病相の程度に関わらず軽躁や躁が入ってくるイメージであり，あまり"移行"という感じを受けません。

　混合状態にないⅠ型はかなりはっきりとした抑うつと躁を症状として抽出できるため"波"という表現はまだ良いのではと思うかもしれませんが，木村敏先生は古典的な躁を"intra festum（まつりのさなか）"と表現しています[1]。統合失調症親和的な"ante festum"と内因性うつ病親和的な"post festum"，躁やてんかんを表現する"intra festum"の3つ組があり，それぞれを説明すると，次のようになります。ante festum（まつりの前）は，現在における圧倒的な不安により，常に先を読み相手の機先を制することで自己たらんとする生き方を指します。まだ来ぬまつりを追い求めているようですね。post festum（まつりの後）は，取り返しのつかない（後のまつりという）負い目を感じやすく，それを避けるため秩序を守ろうとする生き方を指します。intra festum（まつりのさなか）は，最も純粋な現在であり，生と死への恍惚としての祝祭に生きる超時間的な構えです。前2者は個人の存在の仕方に関連する相反的な時間感覚ですが，intra festum は個人を超越したまさに現在のみとなっているのが注目点。過去や未来との連続性や一貫性がなく，時間の流れがただただ現在。質的なものが ante festum や post festum だとすると，量的なものが intra festum になり，どちらとも対立するものではなく，両立が可能なのです。よって，例えば post festumの構えにintra festum成分が入りこむことで，躁の色が出てくるのです。つまり，抑うつと躁は正反対な症状ではないため，両者が混合するのも変なことではありません。ただし，Ⅰ型は混合病相がそれほど多くないようで，それを除けば，うつ病相ならうつ病相，躁病相なら躁病相として医療者にしっかりと見えます。症状がどっしりとしている感じでしょうか。

対して，Ⅱ型の持つ軽躁はintra festumと表現できるような"まつりのさなか""おまつりさわぎ"ではありません。Ⅱ型は症状の腰が座っておらず，変わりやすく混じりやすい，実に不思議な病像。混合病相が本態ではないかと思うほどで，抑うつに軽躁が差し挟まれることで部分的で不完全な様相を呈することが極めて多く，くっきりとした"抑うつ"と"軽躁"を示しにくいのです。抑うつ状態なのに閉塞や停滞を嫌って何かアクションを起こす場面も多々あり，見ようによっては"気まぐれ""わがまま"と映ってしまう危惧すらあります。私の患者さんは「休職で何もしないのもアレなんで，お遍路に行ってきました！」と言って診察に現れ，おみやげまで買ってきてくれたことがありました…。

▶ 別モノと考えることで見えてくるものもある

よって，気分の波モデルで軽躁を軽い"躁"としてⅡ型をⅠ型の軽症版とするのは無理があるのではないかと考えています。現代の精神病理学者である内海健先生はその著書で，"…類型として捉えてみると，双極Ⅰ型障害と双極Ⅱ型障害の違いは，一層明確なものとなる。これは躁と軽躁の差異よりも，はるかに大きな差異を形成する。両者は別の疾患であり，そう考えてしかるべきである"と述べています[2]。他にも，MRIでは脳体積の減少，白質の統合性，前頭前皮質と皮質下との連絡障害などがⅠ型とⅡ型とで異なるという研究も見られています[3-5]。しかし，これは程度問題ではないかと言われると否定はできません。

以上から，Ⅰ型とⅡ型は程度問題として片付けられるほど単純ではない，かもしれません。むしろ別のものと感じることで患者さんを診るポイントも変わり，概念上も無理なく整理できるのではないかなと思っています。Ⅱ型は実に症状が曖昧で移ろいやすく，医療者が自信を持って「抑う

つ状態だ！」と言い切れないことが多々あります。そのファジイさが，数多くの併存疾患を持っているように見えるのかもしれません。

> **Take Home Message**　双極性障害のⅠ型とⅡ型とは，単なる軽躁から躁の程度問題では説明がつかないかもしれません。Ⅱ型はむしろⅠ型とは別の疾患と考えてしまった方が頭はスッキリするようにも思います。

文献

1) 木村　敏：臨床哲学講義．創元社，2012．
2) 内海　健：双極Ⅱ型障害という病．勉誠出版，2013．
3) Maller JJ, et al：Volumetric, cortical thickness and white matter integrity alterations in bipolar disorder type Ⅰ and Ⅱ. J Affect Disord. 2014 Dec；169：118-127.
4) Ambrosi E, et al：White matter microstructural characteristics in Bipolar Ⅰ and Bipolar Ⅱ Disorder：A diffusion tensor imaging study. J Affect Disord. 2016 Jan 1；189：176-183.
5) Caseras X, et al：Emotion regulation deficits in euthymic bipolar Ⅰ versus bipolar Ⅱ disorder：a functional and diffusion-tensor imaging study. Bipolar Disord. 2015 Aug；17(5)：461-470.

Q 5-3 双極性障害診断ではどこに気をつければ良いですか？

A 問診は自尊心を傷付けないようにして，軽躁病/躁病エピソード以外も参考に

　精神疾患の診断は今のところ患者さんの訴えが大きな役割を占め，残念ながら鑑別に役立つ検査は見出されていません。"訴え"となるには，それが患者さんに自覚されて「これって症状じゃないか？」と気づいてもらう必要があります。患者さんは特に軽躁病エピソードを症状として考えず「頭が回転して調子良いなぁ」「最近キレッキレだ！」と感じることも多く，聞き出す時に関門となるのです。よって，医療者が症状だと思って"ハイテンション"や"上がっている"などの表現を使うと，患者さんは「調子の良さを病的に見られた」と感じて自尊心が傷付いてしまうかもしれません。そうなると「ひょっとしたら当てはまるかも…」と患者さんが思っても，正直に話してくれない可能性も出てきます。

▶ 問診をする上でのポイント

　以上から，初診の問診で「うつ病かな？」と思った際には次のように聞いてみましょう。

- 「気分が落ち込む前の時期に，あまり寝なくても次の日頑張れたって時期が続いたことがありましたか？」
- 「お仕事や学校ではうまくやれていますか？　上司や先生にも自信を持って意見を言えた時期はありましたか？」
- 「いつもよりも活気が出てきて，例えば買い物では気前良く良いもの

を買ったことはありましたか？」
- 「何回かお仕事を変えているようですけど，どういった事情からですか？」
- 「中学校や高校の頃にスランプがありましたか？」
- 「億劫だけれどもどこかイライラしていて，今の状況を何かのアクションで変えたくなりますか？」　などなど．

"頑張れた" "自信を持って〜できた" という肯定的な表現だと侵襲になりにくいと思います．他に，複数回の転職や留学，離婚など大きな節目がいくつかあるのは，軽躁的に「よし！　やれる！」と思ったり，またはものすごい剣幕で怒鳴って喧嘩をして辞めたり別れたりしてしまったり，といったことを示唆します．人生の節目は患者さんの生き方を知る手がかりになってくれるので，少し深く聞いてみると良いことがあるかもしれません．ただし，軽躁によって社会で成功（それもワンマン的に）を収めることもあり，「転職していないからⅡ型ではないな」とは決してなりません．また，Ⅱ型の患者さんは周囲とうまくやろうとして気を遣う傾向にあり（同調性），中学校や高校といったストレスの最もかかる時代に疲れて登校拒否や成績悪化が見られることがあり，これは結構大事なポイントです．さらに，Ⅱ型は停滞を嫌うため，うつ病相にあっても何らかの行動を起こして現状を打破しようと試みることもあります．

以上の切り口が "YES" であれば，さらに深く，そして広げて聞いてみましょう．本人は軽躁状態を「これが本来の私なんです！」と考えてしまいがちであり，本人だけでは確信度が落ちます．よって，可能ならばご家族にも確認をしたいところ．来るのが難しければ，製薬会社がつくっているリーフレットを渡して軽躁や躁のところをご家族に確認してもらうのも適切な方法です．しかしながら，軽躁に関してはご家族すら気づかないことがとても多いですね…．

先に述べたように家族歴もヒントになり，肉親に双極性障害もしくは統合失調症の患者さんがいれば，患者さんもうつ病ではなく双極性障害もしくは統合失調症の可能性が少し高まりますが，これは統合失調症と双極性障害とがゲノム的に近縁であるためとされます[1]．そして軽躁や躁がない

と考えてうつ病と診断し治療を開始しても，常に双極性障害の可能性を頭の片隅に置きながら経過を見ます。結局のところこれが最も忘れてはならない点かもしれません。

▶ 併存症の多さと見極めの難しさ

　他には，比較的若い時（25歳以下）に発症しやすいのは有名。また，さまざまな精神疾患が併存しやすく，特にアルコール依存症と不安症が多いとされます[2]。抗うつ薬による躁転がDSM-5で双極性障害の特徴として取り入れられましたが，それのみで双極性障害と診断するのは危険かもしれません。中でも子どもはもともと抗うつ薬によって成人の4倍以上も躁転しやすいとされ[3]，それを以て「この子は単なるうつ病ではなく双極性障害だったんだな」という診断変更の理由になってしまうと，過剰診断の誹りを免れません。

　他の精神疾患の併存しやすさに関してもう少し述べると，それはうつ病の比ではありません。Ⅱ型は病像の不鮮明さから気分変動に患者さん本人が翻弄されて不安焦燥が強くなり，その不安を打ち消すためにアルコール多飲に走ることも。その状態が落ち着かず長いトンネルに入ってしまうと「普段の私って何？」と，自分自身を見失いやすくなります。それを防ぐための対処行動として自傷や過食嘔吐や大量服薬といった行動化を起こし，自分の存在を刺激によって得ようとします。そのため，境界性パーソナリティ障害との鑑別が問題になります。併存と考えることもあるようですが，私は安易に「Ⅱ型と境界性パーソナリティ障害の併存です」とは決めつけたくない心性が働きます。最近では，ADHDや自閉スペクトラム症が併存する（というか基盤になる）傾向にあるとも言われ[4-6]，ちょっと収拾が付かない印象すらあります。Ⅱ型は抑うつがとらえづらく変化に富んでいることもあり，それが併存症の多さに見えているのかもしれません。

> **Take Home Message**
> 双極性障害の診断のためには,軽躁や躁をつかまえることはもちろん,家族歴や生活歴もしっかり聴取しなければなりません。過少診断にも過剰診断にも陥りやすく,"うつ病"と診断しても最後まで対抗馬として残しておく気持ちが重要です。

文献

1) Lichtenstein P, et al：Common genetic determinants of schizophrenia and bipolar disorder in Swedish families：a population-based study. Lancet. 2009 Jan 17；373(9659)：234-239.
2) Krishnan KR：Psychiatric and medical comorbidities of bipolar disorder. Psychosom Med. 2005 Jan-Feb；67(1)：1-8.
3) Baldessarini RJ, et al：Antidepressant-associated mood-switching and transition from unipolar major depression to bipolar disorder：a review. J Affect Disord. 2013 May 15；148(1)：129-135.
4) Pataki C, et al：The comorbidity of ADHD and bipolar disorder：any less confusion? Curr Psychiatry Rep. 2013 Jul；15(7)：372.
5) Vannucchi G, et al：Bipolar disorder in adults with Asperger's Syndrome：a systematic review. J Affect Disord. 2014 Oct；168：151-160
6) Selten JP, et al：Risks for nonaffective psychotic disorder and bipolar disorder in young people with autism spectrum disorder：a population-based study. JAMA Psychiatry. 2015 May；72(5)：483-489.

Q 5-4 心理教育はどのように行いますか？

A 自分自身の経過をちょっと離れて眺めることができるように促してみましょう

　双極性障害は再発再燃が多く，薬剤のみではいくら頑張っても限界が見えてきます。患者さん側にも自身の状態を知ってもらうことが欠かせません。

▶ 目指すは"省エネ生活"

　患者さん用の説明では，やはり"波"のモデルが良いでしょう。Q 5-2 で少し混合病相を持ちだして疑問を挟んではみたものの，躁とうつを正反対として考えるモデルは何せ"分かりやすさ"がダントツです（→p. 98）。まず，躁の波の時はこころのエネルギーをたくさん使っている状態であり，うつの波の時はそのエネルギーをためている状態だということをお話しします。そして，気分の波は睡眠不足や対人関係などのストレスで大きくなりがちであり，躁の波の後にはうつの波が来やすいことなどを説明。そのうつの波は，躁の波で消費したエネルギーをもう一度蓄えるために必要なものであるとも指摘しておきます。

　全体の目標を"**大波を小波にすること**"としましょう。人間は感情を持つ生きもので，誰しも元気が良くなったり鬱々としたりしますが，それにとらわれることなく生きています。患者さんはそこにとらわれがちになるため，そうなると大波に。そうではなく"見つめていける"ことが小波にするポイントとお伝えするのです。イメージは"省エネ生活"です。エネルギーを使いすぎなければためるエネルギーも少なく済みますし，見つめていけ

れば必要以上に蓄えることもなくなります。"使いすぎず，ためすぎない"，そんな省エネを目指します。

▶ 睡眠と生活リズムを整える

その理解を促進するためにも，医療者側の説明に加えて日本うつ病学会双極性障害委員会が作成したパンフレット[1]を患者さん本人とご家族に読んでもらいましょう。そして，そこに記載されてあるように，患者さんには「睡眠・覚醒リズム表」[2]と「ライフチャート」[3]を付けてもらいます。睡眠はとても大事で，そこのリズムができていなければ回復は難しいのです。また，このように表を作ることで患者さん自身が状態に巻き込まれずに済むことが多くなります。表を見て，例えば「最近ちょっと夜更かしが多いから，これからは気をつけていこう」と気づけるようになるのです。ライフチャートと合わせることで，日々の自分という小さな視点と，1年の中の自分や年単位での自分という大きな視点の両方を獲得できます。

▶ 運動はした方がよい？

患者さんから質問を受けるのは「うつの時は休むって言いますけど，運動とかはどのくらいした方が良いんですか？　それとも全くしない方が良いんですか？」というもの。特にうつ状態が少し良くなってきた時に，この質問が多いと思います。それについては，「眠りのリズムを乱さない範囲であれば，運動や作業はしてください。特にそういった行動をすることで意欲が引っ張られて出てくるので，うつが回復してきた今，"行動すること"が大事なんですよ」とお伝えします。"し過ぎ"はもちろん良くないのですが，患者さん自身はその調節が分からないことがとても多いのです。そこで，表を付けてもらっている睡眠覚醒リズムを参考にして，それを乱さないレベルで自己調節するスキルを身に付けてもらいます。睡眠も「2日で収支を合わせるようにしましょう。1日眠れなくても次の日で帳尻が合えば大丈夫ですよ。3日連続はさすがに神経が緊張してくるため，その時は眠りのお薬に支えてもらって，生活リズムのチェックをしてみましょう」とお話ししておきましょう。

▶ 双極Ⅱ型障害への配慮

　大まかには以上のように取り組んでもらいますが，Ⅱ型の患者さんにはもう一工夫が必要です。彼らは混合病相が多く，うつ病のような明らかな抑うつというよりも，どこか移ろいやすく，活動的でさえあります。それが長く続く患者さんも多く，「何の状態が本当の自分か分からない…」と述べることも。行動化に走り，性格だと周囲からも言われ自分自身も半ば諦めているかのような状態に陥ってしまうと，とても治療が難しくなります。その時は，医療者の特権ではありませんが，しっかりと"混合状態にある"と伝えることが肝腎です。その上で「鬱々としているけれども，その中で"焦り"が生まれて，何か現状を打破したい気持ちになってはいませんか。でも，何をしたら良いのか分からなくて，さらにそれが焦りを強めて空回りになっていませんか」と聞いてみましょう 図5-3 。打破したい気持ち自体は決して悪いものではないのですが，それが焦りから生まれてさらにその焦りを助長するようになってしまっていることを指摘してみると，患者さんは納得してくれます。

　よって，しっかりとした休息と適度な運動などから"ゆとり"が芽生えてきて，その中で「もうそろそろ復職しても良いかな」など，今後を考えることができるようになることが目標になります。このように，"焦り"と"ゆとり"という言葉を出すことで，患者さんに1つの方向が見えてくるのだと私は考えています。

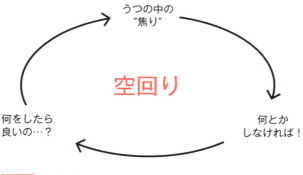

図5-3　Ⅱ型の混合病相

Ⅱ型の患者さんは他に同調性を持っていることが多く，人に気を遣う傾向にあります。それについても長所になり得ることに指摘しておきましょう。「気を遣い過ぎるからダメ」なのではなく，患者さんの配慮によってこれまでうまく回ってきた状況もあったはずです。その点はしっかりと評価しておくこと。その上で，気を遣うことで"ゆとり"をなくしてしまっていなかったかとそっと聞いてみるべき。**気を遣うことは悪ではありません，それがその人の"ゆとり"の中でなされるのであるならば。**ただし，患者さんは気を遣うことにも没頭しがちであり，そうならないようにどこかで"ゆとり"を意識しておくようにとお願いをしてみましょう。もちろんすぐにうまくいくわけではありませんが，キーワードを使いながら，粘り強く。

> **Take Home Message**　双極性障害の心理教育は，睡眠覚醒リズム表やライフチャートを用いながら，自分自身の症状を眺められるように工夫しましょう。Ⅱ型については混合病相と同調性への目配りを医療者側が忘れてはなりません。

文献

1) 日本うつ病学会双極性障害委員会：双極性障害（躁うつ病）とつきあうために．http://www.secretariat.ne.jp/jsmd/sokyoku/pdf/bd_kaisetsu.pdf（2016/6/30 最終閲覧）
2) 日本うつ病学会双極性障害委員会：付録：睡眠・覚醒リズム表．http://www.secretariat.ne.jp/jsmd/sokyoku/pdf/suimin_kakusei_rhythm.pdf（2016/6/30 最終閲覧）
3) 日本うつ病学会双極性障害委員会：ライフチャート．http://www.secretariat.ne.jp/jsmd/sokyoku/pdf/life_chart.pdf（2016/6/30 最終閲覧）

COLUMN 8 　生活リズムは大事です

　貝原益軒[註]の『養生訓』ではありませんが，基本的な生活習慣を整えることが最も大事だと思います。そこがグダグダだと，お薬の効果もきちんと出てきません。患者さんにも「"養生"が最も大切な治療で，それは○○さんが行うことでもあるんですよ。お薬はそれをサポートする存在」「お薬は○○さんの治る力を引き出すものなんです。でも，その効果も○○さんの"養生"によって発揮されます。養生することがお薬の効果を引き出して，結果的に治る力も出てくるんですよ」などとお伝えしています（症状の強い時は避けますが）。

　その養生は，"睡眠・運動・会話・お酒"の4項目。それぞれを適切なレベルに持っていくことが，治療の大前提になってきます。患者さんの苦しくつらい症状を認証的に聞きながら，時にはヒントを出しながら，この4項目の改善に患者さんが前向きになれるようにつなげていく。こういうシンプルなことの繰り返しが精神療法の基本なのではないかなと思います。派手さはありませんが，それだけ万人に実行可能とも言えましょう。ただ，患者さんのモチベーションを下げないように心がけることは欠かせないですね。「やろうと思ったけど忙しくてつい…」というような言い訳を聞いても「忙しかったのは残念でしたけど，やろうと思ったことは大きな進歩ですよ」など，患者さんが前進したように変容して言葉を返します。そうして，無理そうであればレベルを少し下げて実行可能な目標をもう一度設定。意志を持たせ続け，達成した感覚を味わってもらうように工夫をしていくのであります。

註：江戸時代の儒学者。身体・精神の関係についてまとめた指南書『養生訓』は当時の人々に広く愛された。

Q 5-5 気分安定薬の選択と抗精神病薬の使い方はどうしますか？

A 気分安定薬は病像に合わせて選び，抗精神病薬はダラダラ使わないように心がけます

双極性障害の薬剤治療で特徴的なのは，気分安定薬を主軸に据えることです。リチウム（リーマス®），バルプロ酸（デパケン®/セレニカ®），カルバマゼピン（テグレトール®），ラモトリギン（ラミクタール®），ガバペンチン（ガバペン®），トピラマート（トピナ®）といった面々があり，患者さんの特徴によって選択します。ここではリチウムとバルプロ酸についてお話をしますが，それは自殺予防に唯一明確なエビデンスを持つのがリチウムであり，次点がバルプロ酸だからです[1]。特にリチウムは複数の報告で一貫してその自殺予防効果が指摘されている優秀な薬剤。価格も安く，糖尿病治療におけるメトホルミン（メトグルコ®）のような存在です。しかし妊婦さんや妊娠希望の女性であれば，エビデンスと胎児への影響を考えるとほぼラモトリギン一択になってしまいます。バルプロ酸は妊婦さんが服用すると児の自閉スペクトラム症発症リスクになります。バルプロ酸による神経管欠損症は葉酸摂取で防ぐことができますが，自閉スペクトラム症にそれで対処できるのかは定かではありません。

▶ 気分安定薬の効果と使い分け

"ザ・躁うつ病"とも言うべき古典的な双極性障害では，リチウムが奏効しやすく，効く時は本当に"著効"と言えるほど。もちろん治療域が狭いので血中濃度モニタリングが必要になりますが，怖いからと少量だけ（200 mg/日など）流してはその真価を発揮できません。副作用は治療域で

も手指振戦が生じますが，これへの対処はビペリデン(アキネトン®/タスモリン®)などの抗コリン薬ではなく，カルテオロール(ミケラン®)などのβ遮断薬を少量用いるのがポイントです。他にも副作用として，腎機能低下と尿崩症，甲状腺機能低下症，副甲状腺機能亢進症，体重増加といったものが挙げられます[2]。リチウムの血中濃度を上昇させる薬剤には注意が必要で，COX-2阻害薬を含めたNSAIDs，利尿薬，ACE阻害薬/ARBです。また，恐らくSGLT2阻害薬も危ないでしょう。これには脱水の副作用があるため，それによりリチウムの再吸収が強くなってしまう可能性があります。急性中毒の症状や所見も，消化器(嘔気，嘔吐，下痢)，心臓(QT延長，徐脈)，神経(振戦，運動失調，構音障害，混乱や焦燥，意識障害，けいれん)と多岐にわたります。

バルプロ酸はリチウムよりも使いやすく，混合性の特徴を示す時，イライラ型の軽躁/躁を示す時に有効です。躁状態が激しい時は急速飽和を目指してoral loading(最初から20 mg/kg/日)で速やかに血中濃度を上げることができ，かつ血中濃度を70 μg/mL以上，特に94 μg/mL以上にまで持っていくと効果的[3]。やはり躁の急性期は投与量を上げる必要がありますね。副作用では体重増加や肝機能障害，眠気，それに脱毛などもありますが，やはり高NH_3血症に注目。バルプロ酸服用患者さんで意識障害があれば，本症の鑑別を絶対にすること。また血球減少，特に血小板減少が時として生じます。

気分安定薬の使い分けについて神田橋條治先生は，リチウムが合うのは"人付き合いの良い人""お友達になりたい人""お中元やお歳暮をくれる人"と表現されています。バルプロ酸は"こちらが気楽にものを言えない人""物言いに気をつけないとご機嫌を損ねる人"で，カルバマゼピンは"調子が1番悪い時はどうしても保護室に入れなければいけない人"，気分安定薬的な振る舞いをするクロナゼパムに対しては"センスの良い人""心の襞をキャッチできる人""自分が病気であることに対する強い苦悩感を持つ人"と述べています[4]。まさに各薬剤がフィットする患者さんの像を言い当てている表現。これを覚えておきましょう。

▶ 抗精神病薬の立場

　抗精神病薬は，個人的には軽躁病/躁病エピソードとうつ病エピソードの急性期のみに留めることを理想として使いますが，CANMAT(Canadian Network for Mood and Anxiety Treatments)などの維持期でも第一選択としているガイドラインもあります[5]。私が急性期のみにしたいと思うポイントは，抗精神病薬が脳の形態学的変化をもたらしてしまうということ[6-8]。双極性障害は白質統合性の問題，特に前頭前皮質と皮質下領域との接続が障害されていることがメカニズムの一因と分かってきており，抗精神病薬の慢性的な使用はそれを助長するかもしれません。双極性障害患者さんも長期的に見ると認知機能低下を来たすことがありますが，それは躁病相の多さとする報告[9]もあれば抗精神病薬の使用による可能性があるとする報告[10]もあるのです。他には，抗精神病薬の使用で気分安定薬単剤の時よりも自殺率が上昇するという報告があることも挙げられます[11]。ただ，これは"抗精神病薬を使わねばならないほど病勢が激しい患者さん"が含まれていた可能性も高く，それにより自殺にもともと近かったのかもしれません。

　躁病相であってもリチウムやバルプロ酸の血中濃度を上げたりリチウムとバルプロ酸を合わせて投与したりすることで多くはしのげるため，躁病相ならすぐに抗精神病薬を使わねばならないわけではないと思っています。使用するのであれば多くの非定型抗精神病薬が効果的ですが，定型のハロペリドールはなんと鬱転させるほどに抗躁効果が高く[12]，私は信頼しています(薬価も低いですし)。5～10 mg/日の投与として，躁が治まってきたら退いて気分安定薬単剤に持ち込むように治療をしています。外来では例えばリスペリドン内用液やオランザピンの口腔内崩壊錠を「〇〇さんの日常生活を守るためにも，使うべき時は使ってくださいね」といくつか患者さんに渡しておいて，躁や軽躁の前触れを本人やご家族が感じたらその時点で服用してもらうようにすると，大火事になる前に鎮めることができます。前触れは2日続けてあまり眠れずその次の日も寝る気配がない(眠らずにゴソゴソ何かしている)，イライラが強まって眼がすわる，が経験的に多いでしょうか。

　もちろん抗精神病薬の不使用に意固地になる必要はありません。気分安定薬だけでは再発再燃を繰り返すような患者さんもおり，抗精神病薬の頓用では追いつかず不安定なら，維持期にもその使用が許容されるのだと思

います（でも必要最小限にしたいですね）．ガイドラインや個人の見解を墨守することなく，患者さん1人ひとりに最適な治療を探していくことが，双極性障害に限らず最も大切なこと．

> **Take Home Message**　患者さんの状態像から気分安定薬を選びましょう．抗精神病薬はガイドライン的には維持期にも使用が推奨されていますが，急性期の使用にとどめられるようにできればそれに越したことはないでしょう．ただし，頑固にならず個々の患者さんに合わせた配慮を行います．

文献

1) Oquendo MA, et al：Treatment of suicide attempters with bipolar disorder：a randomized clinical trial comparing lithium and valproate in the prevention of suicidal behavior. Am J Psychiatry. 2011 Oct；168(10)：1050-1056.
2) McKnight RF, et al：Lithium toxicity profile：a systematic review and meta-analysis. Lancet. 2012 Feb 25；379(9817)：721-728.
3) Allen MH, et al：Linear relationship of valproate serum concentration to response and optimal serum levels for acute mania. Am J Psychiatry. 2006 Feb；163(2)：272-275.
4) 神田橋條治，他：精神科薬物治療を語ろう．日本評論社，2007．
5) Yatham LN, et al：Canadian Network for Mood and Anxiety Treatments(CANMAT)and International Society for Bipolar Disorders(ISBD)collaborative update of CANMAT guidelines for the management of patients with bipolar disorder：update 2013. Bipolar Disord. 2013 Feb；15(1)：1-44.
6) Vita A, et al：The Effect of Antipsychotic Treatment on Cortical Gray Matter Changes in Schizophrenia：Does the Class Matter？ A Meta-analysis and Meta-regression of Longitudinal Magnetic Resonance Imaging Studies. Biol Psychiatry. 2015 Sep 15；78(6)：403-412.
7) Szeszko PR, et al：White matter changes associated with antipsychotic treatment in first-episode psychosis. Neuropsychopharmacology. 2014 May；39(6)：1324-1331.
8) Veijola J, et al：Longitudinal changes in total brain volume in schizophrenia：relation to symptom severity, cognition and antipsychotic medication. PLoS One. 2014 Jul 18；9(7)：e101689.
9) López-Jaramillo C, et al：Effects of recurrence on the cognitive performance of patients with bipolar I disorder：implications for relapse prevention and treatment adherence. Bipolar Disord. 2010 Aug；12(5)：557-567.
10) Pålsson E, et al：Neurocognitive function in bipolar disorder：a comparison between bipolar I and II disorder and matched controls. BMC Psychiatry. 2013 Jun 7；13：165.
11) Yerevanian BI, et al：Bipolar pharmacotherapy and suicidal behavior Part 3：impact of antipsychotics. J Affect Disord. 2007 Nov；103(1-3)：23-28.
12) Cipriani A, et al：Comparative efficacy and acceptability of antimanic drugs in acute mania：a multiple-treatments meta-analysis. Lancet. 2011 Oct 8；378(9799)：1306-1315.

Q 5-6 うつ病相の薬剤治療に困っています…

A まずはエビデンスを考慮して進めてみましょう

　軽躁病/躁病相の治療薬剤は種類が豊富であり，あまり困らないかもしれません。一方，うつ病相はなかなか難しいのが実情。特に糖尿病を持った患者さんでは以下に述べるクエチアピンが使えないため，ちょっとブルーな感じ。エビデンスとして CANMAT ガイドラインを参考にし，考えていきましょう 表5-1, 2 [1]。

▶ クエチアピンが優秀

　このガイドラインではクエチアピンがⅠ型でもⅡ型でも推奨。躁病相にもうつ病相にも効果が確認されており，実に使い勝手が良い薬剤です。うつ病相では 300 mg/日を目標に。抗精神病薬の流れでオランザピンの話もしますが，日本では単剤で適応を取っているものの，私としてはちょっとアヤシイ気持ち。オランザピンとフルオキセチン（日本未発売の SSRI）の合剤が FDA でうつ病相への適応を取った記念碑的な試験で，オランザピン単剤は敗北を喫しています[2]。その後は何度も試験を重ね，無事に有意差が付きました[3]。しかし中核症状では著明というほどの改善なく，不眠や食欲減退などでしっかり差をつけて何とかトータルで逃げ切ったという印象が付いて回ります。もちろん効果を示す患者さんもいるとは思いますが，クエチアピンの方が明らかにはっきりと改善させてくれるため，あえてオランザピンを積極的に使用はしません。アリピプラゾールはプラセボとの差が付かず敗れ去ったのですが，投与量の設定を誤った感があります。アリピプラゾールは低用量で賦活させるため，1.5～9 mg/日程度であ

表 5-1 双極 I 型急性うつ病相薬剤治療の推奨

第一選択	単剤：リチウム，ラモトリギン，クエチアピン，Quetiapine 徐放製剤（日本未発売） 併用：リチウム or バルプロ酸＋SSRI，オランザピン＋SSRI，リチウム＋バルプロ酸，リチウム or バルプロ酸＋Bupropion（日本未発売）
第二選択	単剤：バルプロ酸，Lurasidone（日本未発売） 併用：クエチアピン＋SSRI，モダフィニル付加，リチウム or バルプロ酸＋ラモトリギン，リチウム or バルプロ酸＋ルラシドン
第三選択	単剤：カルバマゼピン，オランザピン，電気けいれん療法 併用：リチウム＋カルバマゼピン，リチウム＋プラミペキソール，リチウム or バルプロ酸＋ベンラファキシン，リチウム＋MAOI（日本未発売），リチウム or バルプロ酸 or 非定型抗精神病薬＋三環系抗うつ薬，リチウム or バルプロ酸 or カルバマゼピン＋SSRI＋ラモトリギン，クエチアピン＋ラモトリギン
推奨されず	単剤：ガバペンチン，アリピプラゾール，Ziprasidone（日本未発売） 併用：ジプラシドン付加，レベチラセタム付加

（MAOI：モノアミンオキシターゼ阻害薬，SSRI はパロキセチン以外，日本未発売薬剤は 2016 年 6 月現在）

〔Yatham LN, et al：CANMAT and ISBD collaborative update of CANMAT guidelines for the management of patients with bipolar disorder：update 2013. Bipolar Disord. 2013 Feb；15(1)：1-44 より〕

表 5-2 双極 II 型急性うつ病相薬剤治療の推奨

第一選択	クエチアピン，Quetiapine 徐放製剤（日本未発売）
第二選択	リチウム，ラモトリギン，バルプロ酸，リチウム or バルプロ酸＋抗うつ薬，リチウム＋バルプロ酸，非定型抗精神病薬＋抗うつ薬
第三選択	抗うつ薬単剤（主に軽躁の少ない患者に），他の抗うつ薬への切り替え，クエチアピン＋ラモトリギン，電気けいれん療法併用，NAC 付加，T_3 製剤付加
推奨されず	パロキセチン（用量による？），その他詳細はガイドライン本文を参照のこと

（NAC：N-アセチルシステイン，日本未発売薬剤は 2016 年 6 月現在）

〔Yatham LN, et al：CANMAT and ISBD collaborative update of CANMAT guidelines for the management of patients with bipolar disorder：update 2013. Bipolar Disord. 2013 Feb；15(1)：1-44 より〕

ればうつ病相に効果がある可能性も。

▶ 気分安定薬と抗うつ薬は？

　気分安定薬では，リチウムやラモトリギンが効果を示します。リチウムは血中濃度 1.0 mEq/L 前後の治療上限ギリギリを，ラモトリギンは 200 mg/日を目標にして使用(ラモトリギンをそこまで上げるには時間がかかってしまいますが)。後者は皮疹の副作用に注意しましょう。私は安全に使いたいため，25 mg を隔日投与から始めて，50 mg/日から 100 mg/日に移る時も 75 mg/日をはさんでからにしています。意外にも少量で抗うつ効果を示す時があり，"躁転"をさせることもあります。バルプロ酸も使用され，Ⅰ型でもⅡ型でも第二選択になっています(うつ病相に対しては，血中濃度はあまり高くなくても良さそうです)。経験的にはガバペンチンの付加が有効なこともあり，不安の入り混じったうつ病相なら選択肢に入ります。用量はそれほど多くなくても良い感じで，1,000 mg/日前後で使っています。強い期待ではありませんが。

　抗うつ薬は単剤での使用を推奨されていませんが，決して使うなというわけではありません[4]。しかしながら，抗うつ薬で明らかな躁転の既往がある，ラピッドサイクラー，軽躁や躁の時に周囲へ当たり散らすようなタイプなどではやはり使わずに何とかしたいところ。使用する場合は新規抗うつ薬，中でも SSRI が多いようですが，私は鎮静系を使いたくなるためミルタザピンか少し昔の抗うつ薬であるマプロチリン(ルジオミール®)を選びます。マプロチリンはノルアドレナリンの再取り込みのみを阻害し，新規抗うつ薬登場前は"西のルジオミール®，東のアモキサン®"と呼ばれているほど頻用されており，アモキサピンよりも躁転を起こしにくいことも知られていました。一定の抗うつ効果とセロトニンに関与せずかつ鎮静系ということで，使用しています。意外なことにⅡ型ではベンラファキシンやフルオキセチンの単剤治療が有効であり，躁転もリチウムと同じ程度だったという研究があります[5,6]。このような結果が出るのは医療者によってⅡ型と診断する患者さんが異なり，DSM のⅡ型はさまざまな状態が混じっているためかもしれません。実際の臨床で抗うつ薬を使うならば，気分安定薬や抗精神病薬との併用が無難だと思います。

▶ どう攻める？

　基本的には，維持期で使用していた気分安定薬の用量調節やリチウム付加，ラモトリギン付加を考慮し，目立った効果がなければクエチアピン300 mg/日を目安に導入というのが手堅いでしょうか（最初にクエチアピンを持っていくことも多いでしょう）。その下流にアリピプラゾールごく少量や抗うつ薬の付加を考え，さらにはドパミンアゴニストやうつ病と同じく T_3 製剤も選択肢。特にⅡ型は曖昧な病像のため，ノイズが非常に多い疾患でしょう。「双極性障害だから抗うつ薬を絶対使わない」のではなく，抗うつ薬がしっかりと効くタイプも存在しうると考えておいた方が臨床上はるかに有用だと思います。うつ病相から抜け出したら維持期で使用していた薬剤に戻すことが前提になりますが，うつ病相を何度も繰り返すようなタイプではラモトリギンの付加は外さない方が安定傾向になりますし，抗うつ薬ですら少量流しておくことも許容されるかと。この辺りは患者さん1人ひとりのニーズにもよるでしょう。

　あとは，**身体疾患を常に考えるということを忘れずに**。うつ病相だと思っていたらリチウムによる甲状腺機能低下症の可能性もありますし，倦怠感が強ければACTH単独欠損症かもしれません。精神疾患患者さんでも身体疾患を発症し得ることは当たり前の事実。それを常に念頭に置きましょう。

Take Home Message

うつ病相の治療薬剤は抗うつ薬の使用も選択肢に入れ，まず今あるエビデンスを大切にしましょう。もちろん抑うつとなる身体疾患を鑑別から外さないようにしておくことも欠かせません。

文献

1) Yatham LN, et al：Canadian Network for Mood and Anxiety Treatments(CANMAT) and International Society for Bipolar Disorders (ISBD) collaborative update of CANMAT guidelines for the management of patients with bipolar disorder：update 2013. Bipolar Disord. 2013 Feb；15(1)：1-44.
2) Tohen M, et al：Efficacy of olanzapine and olanzapine-fluoxetine combination in the treatment of bipolar Ⅰ depression. Arch Gen Psychiatry. 2003 Nov；60(11)：1079-1088.
3) Tohen M, et al：Efficacy of olanzapine monotherapy in acute bipolar depression：a pooled

analysis of controlled studies. J Affect Disord. 2013 Jul；149(1-3)：196-201.
4) Pacchiarotti I, et al：The International Society for Bipolar Disorders(ISBD)task force report on antidepressant use in bipolar disorders. Am J Psychiatry. 2013 Nov；170(11)：1249-1262.
5) Amsterdam JD, et al：Efficacy and mood conversion rate during long-term fluoxetine v. lithium monotherapy in rapid-and non-rapid-cycling bipolar Ⅱ disorder. Br J Psychiatry. 2013 Apr；202(4)：301-306.
6) Amsterdam JD, et al：Safety and effectiveness of continuation antidepressant versus mood stabilizer monotherapy for relapse-prevention of bipolar Ⅱ depression：A randomized, double-blind, parallel-group, prospective study. J Affect Disord. 2015 Oct 1；185：31-37.

第6章

うつ病

Q 6-1 メランコリー親和型うつ病が本当のうつ病ですか？

A "本当の"うつ病は幻想なのかもしれません

　うつ病と言えば，日本では"メランコリー親和型うつ病"（メランコリー親和型性格をもつ者が発症するうつ病）が出てきます。中には「これこそ"うつ病"であって，今のDSMの"うつ病"は"うつ病"ではない！」という方々もいらっしゃいます。しかし，本当にそうなのでしょうか…？

▶ メランコリー親和型性格とは？

　そもそもメランコリー親和型性格は，ドイツの精神科医テレンバッハ先生が『メランコリー』という本で1961年に提唱した概念[1]。しかし，**彼の言う"Typus melancholicus"は日本のそれとやや異なる**ことは，あまり注目されていません。日本で1978年に初めて翻訳された際，Typus melancholicus がメランコリー"親和"型と訳され（直訳ではメランコリー型），かつ原著のドイツ語が少し好意的な日本語へ訳されたのです。原著で症例に出てくる患者さんは，几帳面でこだわりすぎて，かつその几帳面以外での良いところを探そうと思っても出てこないという困った人たち。彼らは社会人としてバランスがあまりとれていませんでした。それが翻訳では，バランスのとれなさというマイナスが薄まり几帳面や秩序愛といったプラスが強調され，好ましさがアップしているのです。よって，日本のメランコリー親和型という概念はテレンバッハ先生のTypus melancholicus とは非なるものであり，当時の日本に合うよう改変された独自なものと私は考えています。

　当時を少し振り返ると，1950年代から70年代前半までは高度経済成長

期でした。1973年のオイルショックにより翌1974年はマイナス成長を記録し安定成長期へ，その後は刹那的・享楽的なバブル経済が始まり1991年まで続きました。メランコリー親和型性格そのものはまさに高度経済成長期にフィットした，みんなで努力すればそれだけ報われる，確実にやって来る明るい未来のために力を合わせて働こう，というものでしょう。しかし，他者に配慮し，秩序に尽くすというこの性格は成功後の道筋を考えていませんでした。例えば昇進によって発症するのは，まさにそれを反映した病像。階段を昇ること自体に努力が注がれ，昇り切った後が想定されておらず，尽くすはずの秩序を失ってしまったのです。

メランコリー親和型性格者がうつ病を発症するのは，時代背景を考慮すると，ちょうどオイルショックで経済成長が一服し，その後の安定成長の時期にも重なって見えます。メランコリー親和型性格そのものについても穿った見方をすれば，高度経済成長期が創り出した人為的な性格の可能性すらあります。会社全体，日本全体がそのような傾向に突き進んだため，"朱に交われば赤くなる"ではありませんが，多くの人々がメランコリー親和型性格になっていった（ならざるを得なかった）ことも否定できないでしょう。その性格は高度経済成長が終焉を迎えた頃から失効してしまい，うつ病に足を踏み入れたのかもしれません。

▶ 現代のうつ病の姿

翻って，現代に流行（？）しているうつ病を考えてみましょう。"若者のうつ病"が世間を賑わせており，それは決して好意的に受け止められていません（"新型うつ"などと言われますが，定義は曖昧であり，日本精神神経学会は疾患概念として認めていないことを付記しておきます）。昔は日本経済が上り調子で雇用形態も終身雇用であり，会社も社員を育て，社員は会社に尽くすことが当然でした。そのような環境では有給休暇もとらず，また必要とされる以上のことをしようという考えも生まれました。しかし，現代はどうでしょう。社会に確たる見通しが失われ，閉塞感に包まれながらもどこか虚無的で，「何のために働くのか，何のために生きるのか」という問いが立てられています。会社では効率主義が徹底され，入社しても即戦力を期待され，急き立てられ，過酷な労働環境にあり，かつ再

Q 6-1 メランコリー親和型うつ病が本当のうつ病ですか？　123

就職のハードルも高いのが実情です．かつ，学校が人間関係の縦糸と横糸を織り合わせる能力をもはや持っておらず，社会の予行演習としての機能が喪失しています．「やりたいことをやる」という雰囲気の中で学生は過ごし，暗に「やりたくないことはやらなくて良い」と教えられているかのようです．一方，社会情勢は上述のように厳しくなっています．そのようなことを知らずに学校を卒業し，緊張と不安を孕んだ"あわい"の社会に投げ出された若者は，果たして喜んで仕事に行くでしょうか．

日本経済の発展が目標であった以前と異なり，大きな物語が失墜したポストモダンでは，1人ひとりが"やりがい""生きがい""意味"を求めています．そこにできた裂け目に社会が落ちてしまい，みんなが苦しんでいるかのようです．若者の"うつ"の多くも，しっかりと診断すれば"適応障害"であり，DSM-5で言えばspecifier(特定用語)として"抑うつ気分を伴うもの"となるでしょう．休日は気分が楽になり，趣味などの活動はできて，何より自分に合った職場(特に努力が認められる場)に移ると症状が消失してしまう，というのがその傍証になると思います．決して彼らが未熟なわけではなく，現代を生きる人々が"生きがい"や"働く意味"を考えるようになっており，社会がその要請に答えられていない(眼を背けている)事態が，"若者のうつ"として浮き彫りになっている，私にはそう感じられるのです．ただ，若者全員がそうだというわけではなく，外来診療をしていると昔ながらのメランコリー親和型うつ病を診ることももちろんあります．

うつ病はそれぞれの時代を表した病なのかもしれません．医療者は「これこそうつ病だ」「こんなのうつ病じゃない」などと思い込まずに，現代の社会情勢を織り込みながら，真摯に症状を訴える"人間"を診ねばならないでしょう．

Take Home Message
真のうつ病など存在しません．メランコリー親和型うつ病も当時の時代が産み出した"うつ病"であるという認識が必要でしょう．時代背景を鑑みた診療が今求められているのだと思います．

文献

1) テレンバッハ(著), 木村 敏(訳)：メランコリー. みすず書房, 1978.

COLUMN 9 患者さんが来なかったら

　外来をしていると，患者さんが来ない時もあります。忙しくて時間が押していると「よし！　1人抜けた！　ラッキーや」と思ってしまうことも…。そういう時，患者さんの家に連絡をするかどうか？

　基本的に，その必要はないと考えています。病状不安定で「ちょっと危ないな…」と感じていた患者さんであれば訪問看護師さんが様子を見てくれることがありますし，訪問看護が入っていなくても外来看護師さんが電話をかけてくれることもあります。そのような患者さんではない場合，こちらからアクションを起こす必要はないかと。大事なのは，次に来た時に怒らないこと。「お薬足りてました？」「ちょっと間隔がありましたけど，その間大丈夫でした？」などの声掛けが大事。病状に変化がなければ「無事で安心しましたよ」，悪化していたら「今日来てくれて良かったです」などとお伝えしましょう。あとは，患者さんが来なかった時の医療者の気持ちもポイント。「まぁ大丈夫だろう」と思えるか，「来なくて良かったわ」と感じるか，「あれ，大丈夫かなぁ…」と心配になるか。逆転移と考えてみると何かヒントになるかもしれません。

　来なくなって自然消滅した時も，「この患者さんには自分で何とかする力があるのだな」と思った方が良いでしょう。良くなったのかもしれませんし，この医者はアカンから違うところに行こう！　と思ったのかもしれません。後者であっても，そのように思う力，そして実行する力を有していたのだと考えられます。"去る者は追わず"の姿勢が，他の患者さんの診療や自分自身の精神衛生にも影響が出なくて良いかと。

Q 6-2 うつ病は励ましたらダメと言いますが…？

A 励ます時期もやって来ます！

　うつ病のことを知るには，以下に引用した笠原嘉先生の<u>小精神療法</u>[1]を見てみるに尽きます。これが今回の Q に対する答えにもなるでしょう。

1．急性期（病相期）の小精神療法
（a）うつにもいろいろあるが，医療の対象と考えられると告げる。
（b）できるだけ早い時点から心理的休息を心掛けるように。休息には，平素の職場で過ごす時間を短くするのがてっとり早い。健康人にとっては休息になるところの遊山観劇も，この段階の病人には心理的疲労を増すことに注意。
（c）抗うつ薬・抗不安薬を指示通りしっかり服用すること。薬物への不安を述べる人は今日も少なからずいるので，その説得も小精神療法のうちである。
（d）予想される治癒の時点をあらかじめ示す。さしあたって三〜六カ月くらい先をいう。軽症者といえども自殺観念を抱きやすいことを思い，公式会見風に「いつになるかわからない」といいつづけない方がよい。
（e）ずいぶんよくなったと考えられる段階でも，この病気には気分の波があり，自殺観念が生じることがあることを告げ，一喜一憂しないように伝える。
（f）治療中，自殺自傷を実行しないことを本人に約束してもらう。医師−患者関係ができあがれば，自殺はふつう簡単には実行されない。
（g）闘病中，人生にかかわる大決断をしない。たとえば離婚，退職などは治療終了まで延期してもらう。

2. 急性期が大体終わったと思われる時の小精神療法

（a）心理的"休息"中心から"社会復帰"に重点を移す。医師が指示的に可能な一日のスケジュールを示す。そのタイミングは，「不安」と「うつ気分」という主観的苦痛が去り，外的抑制もあらかた消えたものの，「内的抑制（おっくう感）」のみが残って，これが少しも動かなくなった段階。これを抜けるには薬物だけでは不十分で，"時間"をかけないわけにはいかない。決して性急に怠け者・ヒステリー呼ばわりしないこと。

（b）二週間単位の経過観察。面接内容を単調にしないため，一日を午前，午後，夜に三分して，本人に気分の良否，社会復帰行動の達成度などを「〇・△・×」で記入してきてもらい，要点のみを話してもらうことにしている。

（c）少しずつ生活史や家庭史について話題を向ける。人間全体，生活史全体，家族全体のなかでの極点として「うつ病」という見方に病人の目を転じさせるためであり，また，慢性化した時の精神療法への準備でもある。雑談でよい。うつ病治療には適当な長さの日常的雑談を恐れるな。

3. 慢性化した人への小精神療法

（a）うつ病・躁病は「必ず治るはずの病気」であることを折に触れて告げる。みだりに「神経症化」とか「人格障害」といわない。

（b）できれば予想経過図を示して，医師は治癒までにあとどれくらいのステップがあると考えているかを告げる。

（c）家族への激励も忘れない。慢性化は家族のせいではない，と折に触れて直接告げることも大事である。

（d）慢性化した人にも面接のたびに生活史に関する話題を少しずつ差し挟み，この「少し」を積み重ねていく。症状レベルの話題に終始してしまうことを避け，彼（女）の人間全体に少しでも迫るためである。

4. 社会復帰した人への小精神療法

（a）一カ月か二カ月に一度の診察。職場復帰後の過剰適応に注意。

（b）早すぎる抗うつ薬中止に注意（←著者註：エビデンス的には寛解してから約6カ月は同量を続けて，その後に漸減中止です）。

（c）最終的には「喜び」の回復が目標，と告げる。
（d）長くても二〜三週間で終わるが，終末期気分動揺に注意（←著者註：寛解の時期に症状が揺れること。特に軽躁になることがあります。双極性障害かそれとも回復の過程かを注意深く見ていきましょう）。
（e）残念ながら多くの病気と同様に，この病気にも再発がありうる。その時，多くの人が素直に医師を再来できない。その際，稀ならず自殺観念が生じる。これへの対処はわれわれのなしうる自殺予防の，残された重大項目。
（f）うつ病の経験は決して「マイナスばかり」ではない。同種の悩みで苦しんでいる人に出会った場合，適切に助言できるという実用的可能性をもつ。さらにときには，文化や宗教や美術への初めての導入さえ用意してくれる。

以上です。この原則を徹底的に理解することが，うつ病臨床の現場に立つためには欠かせません。

うつ病そのものは"ギアチェンジ"が必要な疾患と考えましょう。急性期から回復期に移った時，そこが患者さんを励ます時になります。その励ましは，患者さんの意欲を引き出すために実際に行動をしてみるよう，粘り強く促すことになります。意欲は待っていても出てくるものではなく，身体を動かして行動を重ねたその果てに引っ張りあげられてくるものだと説明する必要があるのです。これをしなければ，患者さんは灰色の慢性期に突入することも往々にしてあるのです。

> **Take Home Message**
> うつ病の"小精神療法"をしっかりと医療者が理解しておきましょう。そして，うつ病は患者さんに頑張って行動をしてもらう時期がやってくる病気であり，その時には応援することも重要です。

文献
1）笠原　嘉：うつ病臨床のエッセンス．みすず書房，2015．

Q 6-3 心理教育はどう行うと良いですか？

A 理解しやすいように，休養の必要性と長期的な視点を説明しましょう

心理教育はうつ病においても重要であり，Q 6-2 の小精神療法も心理教育として働いてくれます(→p. 126)。原則は"休養→回復"であり，その間にギアチェンジを行います。最初は休むことが必要だと無理なく伝え，この先はどのように回復していくかをお話しして見通しを付けておくこと，この2点をしっかりと理解してもらうことが心理教育の第一歩になるでしょう。治療の間，医療者は患者さんを肯定しながら潜在的な回復力を引き出すようにします。

▶ 患者さんに休養をどう伝えるか

まず，休養を伝える時は「〇〇さんは車のガソリンが少ない状態で頑張って走っていたんだと思います。そこで空回りになってしまい，考えがまとまらないこともあったのではないですか。まずはガソリンを補給するための休息をしましょう。この順番は大事ですよ」「お仕事は確かに大切です。これからのお仕事を十分にできるようにするため，今は"撤退する勇気"を持ってみませんか」のように，イメージしやすいように，かつ患者さんが休んでも良いのだと思えるようにします。仕事を休まなくても何とかなりそうな時は，少し負荷を落とせるのであればそのようにしてもらい，生活の見直しと"あわい"の改善に努めます。その際，患者さんに認知療法の自習本[1]に取り組むようにお願いし，外来で毎回扱うようにしましょう。

▶ ご家族への説明

　ご家族も同席していたら「神経の緊張や疲れから，こころも身体もおっくうな気分になります。○○さんが神経をほぐせるように，まずはお家で休んでもらう必要があります」と述べますが，"神経の緊張や疲れ"を前面に出すとシンプル。そして，来てくれたことを必ず労います。"あわい"を緩やかにすることが治療に欠かせないため，ご家族は大いなる味方。「○○さんがこのようになったのは家族のせいだ！」「あなたがしっかりしないからこうなったんだ！」「家族が理解しなくてどうする！」と責めることは簡単ですが，そうしたところで家庭の"あわい"はどうなるでしょう。

　また，ご家族からは「どのように接すれば良いですか？」と聞かれることもたびたびあります。そういう時は読んでもらいたい本[1]をピックアップして「この本をちょっと読んでみてください。後は変にわざとらしくしなくて良いですよ。私なんかよりもご家族のほうが○○さんのことをよく知っているでしょう。そのままで結構です。強いて言うなら，少し肩もみやマッサージをしてあげてください。神経が緊張していると身体も硬くなりますので」とお話しします。ご家族は"抑うつ"がどのようなものか分からず，おっかなびっくりになりがち。患者さん側はそれをするどく察知し"あわい"がギクシャクします。そのことも考慮し，疾患そのものに対して正しい知識を得て対処してもらい，患者さんという1人の存在にはいつもと変わらず自然体で。かつ，マッサージで"触れる"ことは身体面から緊張をほぐしてくれます。

▶ 改善の過程についての説明

　次に，どのような改善の過程を示していくかを図示して患者さんにお伝えします。

　図6-1 [2]のようなイラストで患者さんに「回復の途中は良くなったり悪くなったりを繰り返すかもしれません。飛行機も離陸して安定飛行に入るまでは揺れますね。それと同じです。だから，短期的に見ると悪くなったと思うことがあるかもしれませんが，長期的に見るとしっかりと良くなっていきますよ」と説明します。ここで先を見通してお話ししておくと，患者さんも安心できます。患者さんはミクロ的な視点になってしまうことが多

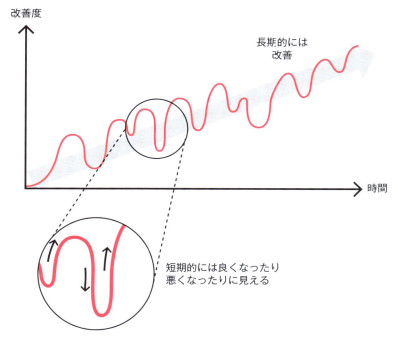

図 6-1 改善には揺らぎがある
(宮内倫也：こうすればうまくいく！ 精神科臨床はじめの一歩．p234, 中外医学社, 2014 より一部改変)

く, 一喜一憂してついには「今はどんな状態なの？」と分からなくなっていきます。よって, 良くなったり悪くなったりを繰り返しながら改善していくと予め説明しましょう。これは初診のみならず, 外来で経過を追いながらたまに話題にします。

▶「休み方がわからない」患者さんへの説明

ここで休息についてですが, 患者さんは「休めと言われても何をしたら良いか…」と困惑することも多いです。私は, 男女問わず「これならできる！」という最小限の家事をしてもらい, また読書がつらくないのなら認知療法の自習本[3]を読んでもらいます。日常生活の中でやれそうな家事から少しずつ広げていき, それができたら仕事をしていた時と同じ時間に起

Q 6-3 心理教育はどう行うと良いですか？ 131

きる，外出して喫茶店などで2時間くらい過ごしてもらうなどなど…。最低限の日常生活から社会生活にだんだんと発展させるその過程が"休息""養生"の意味するところ。自習本も物事を考える際の柔軟さをもたらしくれ，病前よりもしなやかな生活をしてもらうための布石となります。患者さんの中には文字を追うことすらおっくうでつらい方もいるため，その際は最初から無理に自習本を勧めません。また，患者さんは早く良くなりたい一心で次の行動に早く移りがちですが，焦りの中から良い体験は出てこないとお話しすべきでしょう。"急いてはことを仕損じる"のであり，ガソリンをためて"ゆとり"が出てくる感覚を得てもらうことが大切になってきます。

> **Take Home Message** 患者さんは中長期的な視野を持つことが難しくなっています。こちらからそれを分かりやすく提供しましょう。休養についても理解のしやすさを重視して説明をします。

文献
1) 大野　裕：こころが晴れるノート．創元社，2003．
2) 細川貂々：ツレがうつになりまして．幻冬舎，2009．
3) 宮内倫也：こうすればうまくいく！　精神科臨床はじめの一歩．p234，中外医学社，2014．

Q 6-4 抗うつ薬はどう選ぶと良いですか？

A 副作用と薬剤相互作用を考えましょう！

外来ではまず三環系など旧来のものでなく新規抗うつ薬を使うことがほとんどだと思います。抗うつ効果そのものはあまり大きな違いはありませんが，強いて言えばNaSSA(ノルアドレナリン作動性・特異的セロトニン作動性抗うつ薬)は効果発現が速く，SNRI(セロトニン・ノルアドレナリン再取り込み阻害薬)は馬力があり，SSRIは不安や強迫にもシャープに効く，というイメージがあります。それよりも重要なのは"悪さをしないこと"でしょう。副作用や相互作用は薬剤により違うため，それを覚えて患者さんごとに使い分ける方が無難。

▶ 副作用は？

まずはコモンな副作用を述べますが，それぞれ起こしやすい抗うつ薬を1つずつ挙げます。ベンラファキシン(イフェクサー®)は私の使用経験がないため記載しませんが，基本的にはデュロキセチンと同様だと考えておきましょう。

- 体重増加：ミルタザピン(リフレックス®/レメロン®)
- 性機能障害：パロキセチン(パキシル®)
- 下痢：セルトラリン(ジェイゾロフト®)
- 眠気：ミルタザピン(リフレックス®/レメロン®)
- 嘔気嘔吐：デュロキセチン(サインバルタ®)
- 中断症状：パロキセチン(パキシル®)
- 尿閉：ミルナシプラン(トレドミン®)

このような感じ。少し補足しておきます。嘔気嘔吐はほとんどの抗うつ薬にも見られますが，デュロキセチンがやはり多いです（同様にベンラファキシンも）。ミルタザピンはむしろセロトニンの受容体阻害で制吐作用を持ち，化学療法の際の嘔気に使うこともあります。ふらつきやめまいもどの抗うつ薬にも見られ，特に高齢者では転倒のリスクが高まります。ミルタザピンはそれにプラスして上記の過鎮静が追加されるので慎重に。デュロキセチンは不眠がやや起こりやすいので，添付文書でも"朝食後"の投与になっています。患者さんによってはなぜか眠くなることもあるので，処方する時に「眠くなったら寝る前に変えて下さい」と予めお伝えを。また，デュロキセチンはコントロール不良の閉塞隅角緑内障に"禁忌"です。性機能障害は抗うつ薬に付きもの。再取り込み阻害によりセロトニンがシナプスの 5-HT$_{2A}$ 受容体を刺激することが原因の一部のようです（後述のようにプロラクチンが上昇することも原因でしょう）。パロキセチンが第1位ですが，セルトラリンもそれに劣らず性機能障害をもたらすとされます。ミルタザピンは 5-HT$_{2A}$ 受容体を阻害するため，性機能障害を起こしにくいという特徴があります。SSRI 使用中のうつ病寛解患者さんに対して，ミルタザピンを上乗せすることでなんと性機能障害が改善したという報告も[1]。

一覧で示した他に，SSRI/SNRI には錐体外路症状や高プロラクチン血症の副作用があるのは記憶しておくべきでしょう。錐体外路症状は，何も抗精神病薬の専売特許ではないのです。中でもアカシジアが出やすいでしょうか。メカニズムは，ドパミンニューロンの前シナプスにあるセロトニン 5-HT$_{2A}$ 受容体（ドパミン放出を抑制する受容体）を，再取り込み阻害によって増えたセロトニンが刺激することだと言われます 図6-2 [2]。

これら副作用を軽くするために，抗うつ薬を使う時は開始用量を添付文書の半分くらい（高齢者ならそれ以下も考慮）にしましょう。デュロキセチンも"脱カプセルで"とコメントしておけば 10 mg から出せます。

他に有名な副作用は"煽る"ですね。特に SSRI/SNRI は賦活する傾向が強いので，患者さんを躁転させてしまったり，焦燥や行動化の強い患者さんを煽って暴力や自殺に導いたりしてしまうことがあるのです。"焦燥感/緊張感"や"行動化"を顕著に示す抑うつの患者さんに SSRI/SNRI は単剤で

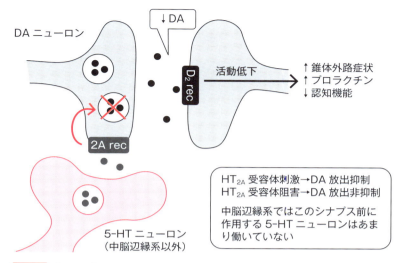

図6-2 前シナプスの5-HT$_{2A}$受容体を刺激
(宮内倫也：こうすればうまくいく！ 精神科臨床はじめの一歩. p171, 中外医学社, 2014より)

投与するべきではありません。

覚えておいて欲しいSSRI/SNRIの副作用に"アパシー（無気力）"が挙げられます[3,4]。抗うつ薬でアパシーというのは意外かもしれませんが，長期の使用でこの状態を呈する可能性が示唆されています。特徴としては，患者さん自身が無気力を何とかしたいと思うことはなく，また用量依存性であり，SSRI/SNRIの減量中止で回復する，などがあるようです。抗うつ薬を使用している状況で新規に無気力でだらしなくなってくるようなことがあれば，「悪化した」「認知症に移行した」と思う前にこの副作用を疑って減量を。

副作用は他にも出血リスクなどたくさんありますが，このくらいにして相互作用に移りましょう。

▶ 相互作用を覚える

新規抗うつ薬が阻害するCYP（酸化酵素であり，肝臓に多く存在し薬剤代謝に関わる）を表6-1に示します[5]。

これを見て分かるように，他にも薬剤を服用する患者さんであればフル

表6-1 新規抗うつ薬のCYP阻害

薬剤	CYP				
	2D6	1A2	3A4	2C9	2C19
フルボキサミン	+	+++	++	+++	+++
パロキセチン	+++	+	+	+	+
エスシタロプラム	+	−	−	−	−
セルトラリン	+	−	−	−	−
ミルナシプラン	−	−	−	−	−
デュロキセチン	++	−	−	−	−
ベンラファキシン	+	−	−	−	−
ミルタザピン	−	−	−	−	−

〔Schellander R, et al：Antidepressants：Clinically Relevant Drug Interactions to Be Considered. Pharmacology. 2010；86(4)：203-215 より〕

ボキサミンやパロキセチンは選択肢になりづらいでしょう。例えばワルファリンや SU 薬は CYP2C9 で代謝されるため，フルボキサミンの投与で PT-INR が異様に延長したり低血糖をきたしたりするかもしれません。

　CYP 以外に抗うつ薬が阻害するもので気をつけるのは P-glycoprotein（P 糖タンパク：PGP）という糖タンパク。これはさまざまな組織に発現する薬物排泄トランスポーターであり，阻害されることで薬物の血中濃度の予測が立てづらくなります。抗うつ薬の中でこれを強く阻害するのはセルトラリンとパロキセチンの 2 つ。例えばジゴキシンは PGP で排泄されるのですが，それを内服している患者さんにセルトラリンを投与したらジギタリスの血中濃度が予想を裏切る可能性があります[6]。さらに，抗がん剤や免疫抑制剤など，医療者が血中濃度に神経質となる薬剤についても PGP と CYP の両者が関わることがあるのです。

　抗うつ薬の代謝に関わる CYP も 表6-2 に挙げましょう[7,8]。

　これらの CYP に関与する薬剤との併用は注意すべきであり，抗うつ効果がなかなか出てこない，血中濃度が上がりすぎて副作用が強く出たりセロトニン症候群を来たしたりなどの危険性があります。

表6-2 新規抗うつ薬の代謝に関わるCYP

薬剤	関与するCYP
フルボキサミン	2D6, 1A2
パロキセチン	2D6, 3A4
セルトラリン	2C9, 2C19, 3A4
エスシタロプラム	2C19, 3A4, 2D6
ミルナシプラン	—
デュロキセチン	2D6, 1A2
ベンラファキシン	2D6
ミルタザピン	2D6, 3A4, 1A2

〔Madhusoodanan S, et al：A current review of cytochrome P450 interactions of psychotropic drugs. Ann Clin Psychiatry. 2014；26(2)：120-138, Kyle JA, et al：Milnacipran for treatment of fibromyalgia. Ann Pharmacother. 2010；44(9)：1422-1429 より〕

Take Home Message　副作用や相互作用は抗うつ薬によって明確に異なります。使い分けを意識するのであれば，抗うつ効果よりもそれらを第一に考えるべきでしょう。

文献

1) Ozmenler NK, et al：Mirtazapine augmentation in depressed patients with sexual dysfunction due to selective serotonin reuptake inhibitors. Hum Psychopharmacol. 2008 Jun；23(4)：321-326.
2) 宮内倫也：こうすればうまくいく！　精神科臨床はじめの一歩．中外医学社，2014．
3) Padala PR, et al：Reversal of SSRI-associated apathy syndrome by discontinuation of therapy. Ann Pharmacother. 2012 Mar；46(3)：e8.
4) Kodela S, et al：Antidepressant induced apathy responsive to dose reduction. Psychopharmacol Bull. 2010；43(4)：76-79.
5) Schellander R, et al：Antidepressants：Clinically Relevant Drug Interactions to Be Considered. Pharmacology. 2010；86(4)：203-215.
6) Kapoor A, et al：Effects of sertraline and fluoxetine on p-glycoprotein at barrier sites：in vivo and in vitro approaches. PLoS One. 2013；8(2)：e56525.
7) Madhusoodanan S, et al：A current review of cytochrome P450 interactions of psychotropic drugs. Ann Clin Psychiatry. 2014；26(2)：120-138.
8) Kyle JA, et al：Milnacipran for treatment of fibromyalgia. Ann Pharmacother. 2010；44(9)：1422-1429.

Q 6-5 患者さんの意欲がなかなか上がってこないのですが…

A まず行動を起こす重要性を伝えてみましょう！

　うつ病で最も厄介なのが，急性期は抜け出たけれども意欲が上がらずいたずらに時間だけが過ぎゆく状態。医療者は焦りますし，患者さんも悲観的や自己卑下的になってしまいます。ここをどう切り抜けるかが外来診療の難関と言えるかもしれません。

▶「休養」から「行動」へ

　これまでちょこちょこと出てきていますが，うつ病の回復には休養していればそれで OK というわけではありません。緊張感が取れて顔つきにも優雅さ(grazie)が戻ってきたように感じ，そして「ゆとりを持って退屈さを味わっていますか？」と問うて返事が「Yes」であれば，ギアチェンジのタイミングになります。ガソリンがたまったら，次は動き出す時なのです。この段階では意欲が出てこずに億劫さを感じていることもありますが"意欲というのは待っていても出るものではない。行動をまず行って繰り返していくうちに意欲が引っ張られるように出てくる"とお伝えします。つまりは"頑張らなければならない時"があるのです。そのために用いるのが Q 2-5 でも紹介した"キーを回す"という比喩(→p. 40)。

医療者	「〇〇さん，ちょっと意欲が出なくて困っているというお話でしたね」
患者さん	「はい…。しっかり休んではいるんですが…」
医療者	「そうですね。今の〇〇さんはガソリンがしっかりとたまった

	車の状態だと思います。車っていうのは待っていても動きませんよね」
患者さん	「はい」
医療者	「動かすにはどうします？」
患者さん	「そうですね…。アクセルを踏みます」
医療者	「はい。正確にはその前に…」
患者さん	「あ，キーを回しますね」
医療者	「そうなんです。動かすためにはキーを回しますね。意欲も同じで，待っていても沸いてはこないもの。○○さんも今，キーを回すという行動をしてみましょう。その段階にまで回復してきましたよ」

　車に乗らない人なら例えを自転車に変えても結構です。いずれにせよ，**行動の開始が最も疲れる**と添えておきます。車であればキーを回してエンジンを掛けた時にガソリンを多く消費しますし，自転車も漕ぎ始めに力を入れる必要があります。

　以上のように，比喩をうまく使いながら，行動を実際に起こしてみることの大切さをお話しします。その際"失敗しても良い，行動してみることにこそ意義がある"というのを添えておきます。まずは行動を起こそうと思ったこと自体が前進であり，患者さんの意欲の灯火を消さないように医療者は工夫します。行動し失敗し行動し…，その果てに意欲はようやく出てくるものなのです。この過程は大変ですが，だからこそ医療者がしっかりとサポートをしましょう。

▶ 回復期に伝えること

　そして改善していき，いざ社会復帰を目の前にした時には，病前よりも"ゆとり"を持てるような生活を心がけてもらいます。このような声掛けをしてみると良いでしょう。「普通はガソリンが減ってくるとガソリンスタンドで給油しますね。でも○○さんは頑張ることで給油をせずに走り続けたのだと思います。うつが再発しないためには，ガソリンが減った時にそのことに気づいて給油をこまめにできるようになるのが目標ですよ。**限界**

の3歩手前くらいで撤退する勇気，助けを求める勇気を持ちましょう」。限界の"3歩手前"というのは患者さんにとって意外性があります。"限界になったら"ではもう遅く，"限界の1歩手前"はありきたり。"3歩手前"は強く記憶に残ると考えています。

　患者さんは，回復することを病前に"戻る"ことだと考えがち。しかし，それではまた同じことが繰り返されてしまいそうです。うつ病は確かに回り道だったのでしょうけれども，その回り道をしたからこそ見える景色もある，そう思います。その景色を眺めることで，過去の生き方の硬さを見つめてもらい，人と人との"あわい"を大事にして助けを求められるようになってくれるよう，医療者は期待するのです。

　Q 1-6でお話ししましたが，病気になる前に戻るとは"種"がある状態に戻ること（→p. 19）。同じことを繰り返して病気の芽が出てきてしまわないように，病気から生き方のヒントを学んでもらう。それが"治る"こと。ただし，それを強要するのは医療者による暴力でしょう。私たちの言葉は，患者さんが自ら気づいてくれるような，ささやかな呼び水であるべきです。

> **Take Home Message**　意欲は待っていても出てきません。行動を重ねることがその大切なポイントになります。特に最初がつらいため，くじけないように患者さんをサポートしましょう。その後は"ゆとり"を持てるように，自分自身の生活を見直してもらいます。

COLUMN 10 身体疾患を考える時

　私たちの前に現れている精神症状が本当に精神疾患によるものなのか？　は常に頭の片隅に。そのちょっとしたチェック項目を挙げてみましょう[1,2]。

1. 初回エピソードの精神症状。中高年であればなおさら。
2. 産後。産後は精神疾患が発症しやすいものの，下垂体機能低下なども来たす。
3. 身体疾患の併存や薬剤・アルコール・ドラッグなどの使用。
4. 神経症状の存在。例えば不随意運動や増悪してくる頭痛，歩行障害など。
5. 体重減少や食事の嗜好変化。ビタミンや微量元素の不足を考慮するが，嗜好変化は認知症，特に前頭側頭型認知症に見られやすい。
6. 頭部外傷の既往。種々の精神症状に関係している。
7. ハンチントン舞踏病など遺伝疾患の家族歴。大いに参考になる。
8. 意識レベルの変動や幻視。幻視は身体疾患に多く見られる。
9. 適切な治療をしているはずなのに精神症状が改善しない時。
10. 認知機能低下。ごくわずかな低下を見落とさない。
11. 併存の身体疾患で説明できない血液検査の異常値。

　流れで示すと，まず既往歴や家族歴などをきちんと洗い，外見をしっかりと観察します。診察で話をしている時も，どこかおかしい感じがあるかどうかで意識状態をチェック(必要あれば脳波も)。認知機能を直近の記憶で確かめた後に幻視の有無を確認し，最後に血液検査を行っておきます。この辺りを，特に初診時や"治療抵抗性"と思うような時には入念に。

文献
1) Honig A, et al：Physical illness in chronic psychiatric patients from a community psychiatric unit. The implications for daily practice. Br J Psychiatry. 1989 Jul；155：58-64.
2) 宮岡　等：内科医のための精神症状の見方と対応. 医学書院，1995.

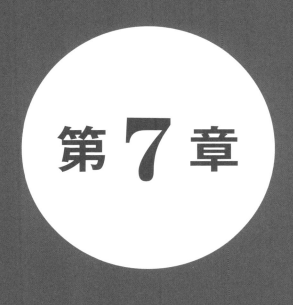

第7章

不安症・強迫症・PTSD・適応障害

Q 7-1 不安症や強迫症と診断する時に気をつけることは何ですか？

A　もちろん鑑別です！

　不安という症状はほぼすべての精神疾患に見られ，強迫も細かく見ると多くに認められます．だからこそ"不安症""強迫症"と診断する前に，他にどのような症状があるかを探し鑑別をせねばなりません（当然，身体疾患を探すのが第一です）．「不安があれば不安症」「強迫があれば強迫症」なのではありません．他の精神疾患で説明がつくかどうかを考える必要があるのです．

▶ 統合失調症との鑑別

　精神疾患で最も気をつけるのは，統合失調症です．統合失調症は初期に不安感や強迫観念などを主体とする症状を呈することがあり，その時点では「不安症？」「強迫症？」と思うかもしれません．特に強迫症は統合失調症との関連性が示唆されています[1]．このような初期の症状については昔から"神経症様人格変化"と言われており，参考として村上仁先生の図を示してみましょう 図7-1 [2]．

　村上先生は"本症初期には症状そのものとしては通常の神経症と区別しがたい症状すなわち離人症，強迫観念，一行動，恐怖症，パラノイア様状態，さらに躁鬱病様ヒステリー様症状が見られるのは周知のことである．この時期には病者の人格もだいたい外界との接触を曲がりなりにも保っているのであって，この時期を仮に神経症様時期と呼ぶことにする"と述べています[2]．図7-1 のように第一期から第三期へと疾患が進展していく様を観察しており，今でも学ぶべきところが多いでしょう．DSM はこの縦

(1) 症状の変遷

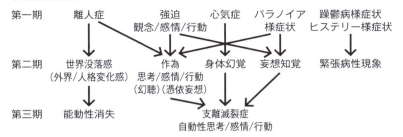

(2) 人格の変遷

第一期　神経症様人格変化

第二期　自我限界の不明瞭化，および自我の再編成

第三期　能動性消失，および人格統一性の消失

図7-1 統合失調症の変遷
（村上　仁：精神病理学論集1，p144，みすず書房，1971より）

断的な視点を持っていないため，そこを補うためにも統合失調症の症状と人格の変遷を知っておくことは有用です。ちなみに村上先生は"精神分裂病の基礎症状は第三期において最も明瞭に現れる能動性消失と人格解体とであり，第一期および第二期の主観的症状はこれに対する病的人格の反応として理解できるのを見た"とも綴っており，統合失調症の中核症状を遥か以前に指摘していました。

▶ その他の疾患との鑑別

他には，不安の強いうつ病は治療抵抗性となりやすいことが判明しており，それを強調するためDSM-5では"不安性の苦痛を伴う"とのspecifier（特定用語）が加えられました。また，うつ病に不安症が併存していると，その"うつ病"は双極性障害の可能性が高まります。特にII型はQ5-2のように混合病相の気分変動に患者さんが巻き込まれてしまいがちで不安が強くなります（→p.98）。境界性パーソナリティ障害も"見捨てられ不安"や"巻き込み型強迫"を示しますが，これは生きていく中での不安を自分で抱

えられず周囲の人々に投げ入れる際の表現型とも言えます。自閉スペクトラム症では感覚過敏などで常に強い緊張状態にさらされており，それが不安を産み，中にはその不安を解消するために強迫行為を繰り返すようになる患者さんもいます。

▶ ありふれた症状こそ襟を正して

　このように，"不安"や"強迫"という症状の表記のみではなく，どのような状況で出現するのか，内容そのものは奇異ではないか，他の症状との関連性はどうなのか，その患者さんの生き方と関係しているのかなど，鑑別をきちんと行う必要があるのです。もちろん抑うつなど他の症状にもそれは言えることであり，1つの症状を前にした時，医療者は"症状そのもの"を，"他の症状とのつながり"を，そして"生活歴とのつながり"を診ていくのです。不安と強迫はその中でもありふれている症状だからこそ，安易に考えずに襟を正して診ていかねばなりません。

Take Home Message　不安や強迫があれば，それすなわち"不安症""強迫症"というわけではありません。他の精神症状や生活歴と有機的なつながりを描きながら鑑別を行い，適切な診断を下す必要があります。

文献

1) Meier SM, et al：Obsessive-compulsive disorder as a risk factor for schizophrenia：a nationwide study. JAMA Psychiatry. 2014 Nov；71(11)：1215-1221.
2) 村上　仁：精神病理学論集1. みすず書房，1971.

Q 7-2 心理教育はどう行うと良いですか？

A "とらわれ"のループを強調します

　不安症や強迫症は治療する薬剤がある程度揃っており，増強療法で使われるアリピプラゾールの効果も高く[1,2]，特に前者は漢方薬もかなり有効です。しかし，心理教育もしっかりと行って患者さん自身がうまく症状をいなせるようになることを目指します。最初に重要なのは，**症状にとらわれているという事実に気づいてもらうこと**。Q 2-1 でお話しした内容になりますね（→p. 25）。

▶ 症状と行動に因果関係はない

　そこで，症状への敵対心を少し挫く意味合いで，まず不安と強迫の意味を軽くお話しします。不安であれば"不安というアラームがあってリスクを冒さないように生きてきたからこそ人類は絶滅せずに済んできた"ということ，強迫であれば"不安な状況において自分の中でルーチンワークをすることが落ち着く1つの技術である"ことなどをお伝えし，**もともと必要なものだったのだ**と意識してもらいます。

　その上で"とらわれ"をイラスト（**図2-1**：p. 27）で説明してみましょう。「何とかしよう！」「不安から逃げたい！」という気持ちそのものが"とらわれ"を示していることを強調し，そこまで患者さんが理解してくれたら，次に「"とらわれ"さえしなければ症状は症状ではなくなる」とお話しします。人は因果にはまっており，「不安さえなければ自由に外出できるのに！」と考えがち。しかし，感情というのは行動に影響を与えこそすれ，完全に行動を支配下におくことはできません。「**感情があっても，行動す**

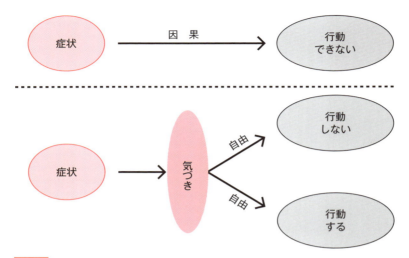

図7-2 因果ではない，と気づく
(宮内倫也：プライマリケアのためのこころの診かた．p255，日本医事新報社，2010 より一部改変)

るしないは実は自由なのだ」と気づいてもらうようにしましょう 図7-2。その感情を押し殺すのではなく，感情をあるがままとして，目標とする行動をやってみるのです。

　往年の流行語である"ながら族"を目指す心持ち。極論すれば，音楽を聞きながらお掃除ができるのと同様，不安を漂わせながらお掃除をするように。

▶ 不安はあるけど行動してみる

　第2章では"生活の彩り"としての説明を図っています(→p. 24)。症状をなくそうなくそうと強く思えば思うほど，患者さんの頭の中はその症状でいっぱいになり，生活がんじがらめになります。そうではなく，症状はまずあるものとして考え，生活そのものに彩りが出てくるように，例えば，不安だから予定していたお出かけをやめるのではなく，実際に不安はあるけれども出かけてみるようにするのです。数多くの色が出てくれば，相対的に不安の色は目立たなくなっていくでしょう。以下のように聞いてみても良いかと思います。

医療者	「○○さん，仮にですけど，パッと不安がなくなったら，どんなことをしたいですか？　この紙に書いてみてくれますか？」
患者さん	「はい」（書き込み）
医療者	「ちょっと見せてくださいね。そうですね，これがさっき言った"生活の彩り"なんだと思います。不安でいっぱいになっていて，こういうことをする余裕がなかったですね」
患者さん	「はい」
医療者	「それで切羽詰まってしまったところがあったかと思います。そうではなく，不安を不安として見つめて，その上でここに書かれたことを実際にトライしてみませんか？　そうなると生活が豊かになっていきますでしょ。仮に不安があってもそれだけのことができたらもう症状ではなくて，それは大事な感情に変わってくれますよ」
患者さん	「…そうなんですね」
医療者	「はい。もちろん，言われたからすぐにできるようになる人はいませんし，何事も練習です。最初はどうしても不安が付いて回って，したいことができないというのも多いと思います。でも，とらわれに気づくこと自体がまず大きな前進。そして，不安はあるけどやってみようと思ったことも進歩だと思います」
患者さん	「そうですね。今までは不安がなくならないと何もできないと思ってました」
医療者	「今日こうやって1つの見方を手に入れたので，それを良いきっかけにして取り組んでいきましょう」

　精神症状は"とらわれ"による生活のモノトーン化とも言えます。患者さんは症状をどうにかしようとしてその一色に集中して動けなくなっているので，医療者はその色はその色としておき，"新しい色"を入れてみるように促します。最初は失敗が多いのでしっかりとそこを支えながら。そうすると，少しずつですが色が加わり，生活が豊かになっていくでしょう。特に不安や強迫はそのように考えることで改善に向かう可能性が高く，心理教育の効果が表れやすいと思います。

> **Take Home Message**　不安や強迫は特に"とらわれ"のループで説明すると理解が高まります．そのとらわれから脱却するために，医療者は症状よりも生活に眼を向けた診察にして，患者さんの行動を促していきましょう．

文献

1) Lorenz RA, et al：Adjunctive use of atypical antipsychotics for treatment-resistant generalized anxiety disorder. Pharmacotherapy. 2010 Sep；30(9)：942-951.
2) Sayyah M, et al：Effects of aripiprazole augmentation in treatment-resistant obsessive-compulsive disorder(a double blind clinical trial). Depress Anxiety. 2012 Oct；29(10)：850-854.
3) 宮内倫也：プライマリケアのためのこころの診かた. p255，日本医事新報社，2010.

Q 7-3 ベンゾジアゼピン系の依存をつくらないためにはどうすれば良いですか？

A まずはできるだけ使わないようにしましょう

　ベンゾジアゼピン系は服用後の即効性と，ちょっとやそっとの大量服薬でも死なないという面で，乱用されがちになっています。ちなみにこの本では，非ベンゾジアゼピン系に分類されるゾルピデム（マイスリー®）やゾピクロン（アモバン®）なども結合する受容体が同一で作用そのものも同じであるため，一括してベンゾジアゼピン系として話を進めていきます。

▶ "お酒"と思うべし

　ベンゾジアゼピン系は"お酒"と思うべきであり，神田橋條治先生は「慢性酔っ払いになる」という表現をされています。お酒を飲むとやたら絡んできたり暴力的になったりする人がいますが，これは抑制のきかない状態，つまり"脱抑制"であり，ベンゾジアゼピン系も同様のことが起こります。"酒癖の悪い"人は"ベンゾ癖も悪い"と言えますね。ハイリスクなのは，同時にお酒を飲んでいたり，大量投与だったり，変性疾患を持っていたり，衝動性がもともと抑えられない傾向だったり，そんな患者さんたち[1]。また，筋弛緩作用を持つため転倒や骨折，誤嚥性肺炎のリスクになります。解離症状を助長することもあり，長期に服用することや長時間型の服用で認知機能低下の恐れがあるとされ[2]，減量によって認知機能や精神症状が改善することも示唆されています[3]。PTSDや直近の心的外傷に対しても，ベンゾジアゼピン系は悪影響をもたらしてしまいます[4]。三環系抗うつ薬やバルビツレート系と異なり"大量服薬でも死なない"という安全性は嬉しいのですが，それ以外の長期連用による副作用はあまり歓迎さ

れるものではないのです。

　お酒には依存と離脱症状がありますが，これも同様。最初は"不安だから飲んでいた"はずのベンゾジアゼピン系が，いつの間にか"飲まないと不安になる"となってしまっては，本末転倒なのです。依存は毎日服用していれば1カ月ほどで"常用量依存"が形成されることもあり，8カ月では半数近くにも上るとされます[5]。そうなると減量や中断で離脱症状を経験してしまい，その内容や期間は多岐にわたり"何でもアリ"の状態。原疾患の悪化と区別がつかないことも多く，医療者も患者さんもどうして良いか分からなくなってしまう可能性があります。基本的に「ベンゾジアゼピン系を飲んでいると調子が良いけど減らしたりやめたりしたら悪くなった」という時は，離脱症状が含まれているでしょう。医療者の中には「依存性なんてない」「離脱症状なんてネットで恐怖を煽るために誇張されているだけ」と考えている人たちもいますが，残念ながら実情はそうではありません。確かに激しい離脱症状を来たす患者さんは多くなく，ネットでは少数の声が大きく反映され，反精神医学の宣伝にも利用されることが往々にしてあります。しかし，実際に苦しんでいる患者さんもおり，医療者の無理解とおよそ合理的と思えない大量長期処方がその不幸を産みだしてしまっていることも事実です。

▶ "処方しない"ことによるメリット

　使い方さえ熟知すると，ベンゾジアゼピン系は良い薬剤です。期待を裏切らずに服用初日から効いてくれるのは確かにありがたく，それにより生活が楽になっている患者さんがいるのも事実です。しかし，だからこそ"ついつい"処方してしまう，"ついつい"服用してしまう，ということになりがち。果てに依存をつくりだしてしまうと，減量中止に時間も手間もかかります。よって，ビギナーのうちは使い方を知るためにも"できるだけ処方しないようにする"ことがポイント。あえて処方に制限をかけることで，ベンゾジアゼピン系に頼って疎かにしていた心理教育を勉強するようになりますし，患者さんの話をもう少し聞いて解決を図ろうとする姿勢につながります。いったん処方しないという経験をしておくと，全体の中の一部としてベンゾジアゼピン系を位置づけられ，適切な処方を学べるので

はないか，そう思っています．そういう勉強は若いうちにしておくべきですし，その馬力があるはずです．薬剤を使用するのであれば，正しい知識をビギナーの時にしっかりと入れておく義務が私たちにはあります．鉄は熱いうちに打つのが1番．

　ベンゾジアゼピン系は，患者さんの抱える問題を"先送り"にする作用を持つ，と理解しましょう．これのみでは後ろに問題が詰まってしまうため，使う場合は，先送りにしている間に患者さんとともに症状に取り組みましょう．それを前提理解として，短期的にもしくは頓用として使うならば，そして"必ず去っていくお薬である"と意識するならば，良い薬剤と言えるでしょう．そして，アルコール離脱の治療とカタトニアの2つにおいては欠かせない薬剤でもありますね．

> **Take Home Message**　ベンゾジアゼピン系は便利な薬剤です．だからこそ処方までの閾値が低いとも言えましょう．副作用や離脱症状を考えると安易に処方されるべきではなく，ビギナーは処方頻度をあえて下げてみることでベンゾジアゼピン系の適切な処方を学ぶことができるでしょう．

文献

1) Jones KA, et al：Benzodiazepines-Their role in aggression and why GPs should prescribe with caution. Aust Fam Physician. 2011 Nov；40(11)：862-865.
2) Billioti de Gage S, et al：Benzodiazepine use and risk of Alzheimer's disease：case-control study. BMJ. 2014 Sep 9；349：g5205.
3) Kitajima R, et al：Effects of tapering of long-term benzodiazepines on cognitive function in patients with schizophrenia receiving a second-generation antipsychotic. Prog Neuropsychopharmacol Biol Psychiatry. 2012 Mar 30；36(2)：300-306.
4) Guina J, et al：Benzodiazepines for PTSD：A Systematic Review and Meta-Analysis. J Psychiatr Pract. 2015 Jul；21(4)：281-303.
5) Rickels K, et al：Long-term diazepam therapy and clinical outcome. JAMA. 1983 Aug 12；250(6)：767-771.

Q 7-4 PTSDの治療薬剤にはどのようなものがありますか？

A 基本的にはSSRIが有効とされています

　大きな心的外傷が脳に爪痕を残し，その時の出来事から逃れられなくなり緊張がずっと続くのがPTSD（心的外傷後ストレス障害）です。心的外傷として交通事故や性的虐待などがよく知られていますが，ICUでの体験や術中覚醒，重篤な身体疾患の告知など，そして日本の高齢者では<u>戦争体験</u>が盲点になり，精神科のみならずどの科でも医療者は気に留めておくべき疾患。併存疾患が多いことも知られており，うつ病や不安症，アルコール依存症が特に有名でしょうか。難治性のこれら疾患を見たら，「ひょっとしたらPTSDが隠れているかもしれない…」と考えることも重要です。<u>頑固な不眠が発見の糸口になる</u>こともありますね。心的外傷を聞くのはためらわれるかもしれませんが，ありふれた症状の不眠から入って，悪夢につなげると良いでしょう。嫌な夢を見るか，それが昔起こったことと関係していると思うか，と入りましょう。他には「昔あった嫌なことの記憶が頭の中にワッと湧いてきて苦しくなることはありますか？」と尋ねるのもアリです。外傷記憶に関しては「話せるところまででいいですよ。決して無理はしないでください」と添えておきましょう。ただし，最近はちょっとした出来事，例えば「同級生に無視された」「電車の中で友達とおしゃべりしていたら，うるさいと怒鳴られた」などのことでフラッシュバックが生じてしまう患者さんもいます。"<u>日常型の心的外傷</u>"とでも言うべきでしょうか。ただし，それをPTSDと診断するのは過剰なのでしょうね。負の記憶をどのレベルで"心的外傷"と認定するのかが結構難しいところではありますが，ここではDSMで診断されるPTSDの薬剤治療をエビデン

スにもとづいて述べてみます。

▶ 抗うつ薬

　まず挙げられるのは，SSRIとベンラファキシン[1]。エフェクトサイズは小さいながらも，薬剤では第一選択と言っても良いくらいの効果を示します。個人的にはノルアドレナリンをガンガン上げるのは過覚醒を助長してPTSDにちょっと良くないのでは…と思っていたのですが，SNRIであるベンラファキシンも有効とされています（SSRIもまわり回ってノルアドレナリンに影響しますし，ノルアドレナリンの濃度が上昇する脳部位にもよるのでしょうね）。他にもミルタザピンが小規模な試験で効果が示唆されていますが，本当に小規模[2,3]。しかしながら，行動化の著しい患者さん，例えば境界性パーソナリティ障害とPTSDが併存しているようなタイプでは再取り込み阻害薬を投与しない方が良いのかもしれません。抗うつ薬のみでうまくいかない時の増強について，以下に述べていきましょう。

▶ 抗精神病薬

　リスペリドンはいまいちでプラセボをハッキリと上回れないようですが[4]，対してオランザピンは諸症状，特に睡眠の症状に対して高い有効性を示すようです[5]。不安症や強迫症への増強で高い効果を発揮するアリピプラゾールを私は好んで用いていますが，小規模な試験ながら複数で有効とされています[6,7]。使う用量は多くなく，1.5～6 mg/日くらいで効果が認められます。

▶ ノルアドレナリン阻害薬

　日本ではあまり用いられないのですが，クロニジン（カタプレス®：α_2受容体アゴニスト）やプラゾシン（ミニプレス®：α_1受容体アンタゴニスト）などのノルアドレナリン阻害薬も交感神経を鎮めることで過覚醒を解除してくれます。特にプラゾシンは強固な悪夢への効果が確認されていますが，他の諸症状へも有効との報告もあります[8]。クロニジンは精神遅滞の患者さんの興奮を冷ます時や緊張が強すぎるがゆえに眠れなくなる時に使われますし，私は認知症の患者さんにも用いることがあります（血圧の下

がり過ぎには気をつけて)。他の薬剤を用いても過覚醒が緩和されないという時に，ノルアドレナリン阻害薬は重要な選択肢になります。

▶ 気分安定薬

　ラモトリギンはトライする価値がありそうです[9]。特に行動化のある患者さんでモノアミン再取り込み阻害薬を使いづらい時にはラモトリギンをベースに選ぶことがあります。経験的には，不安が前景に立つようであればプレガバリンやガバペンチンも効果的。これらの用量は患者さんによってかなり幅があり，例えばプレガバリンは 12.5 mg/日でも効果を目視できる時もあれば 150 mg/日でようやく効いてくる時も。また，既述ではありますが，ベンゾジアゼピン系は症状をかえって悪化させたり遷延させたりするため，使わないように。

▶ 漢方薬

　日本では漢方薬が使用されることもあります。有名なのが"神田橋処方"で，四物湯と桂枝加芍薬湯の合方(もしくはそれらの派生処方の組み合わせ)です。ただし，これは PTSD そのものではなくフラッシュバックに対しての有効性と考えておきましょう。患者さんは現在の生活でフラッシュバックがあり"ゆとり"が得られないため，まずこのフラッシュバックを軽くしてみるのです。それで"ゆとり"が出てくれば，今の"あわい"が緩やかになってくるでしょう。そうなると過去のことも少し違う角度で見ることができるようになるかもしれません。思い出しても以前のような苦しさが少し減るかもしれません。神田橋処方はそのような効き方をするように思っています。処方しておしまいではなく，その延長線上にこちらが働きかける必要があるのでしょう。フラッシュバックは軽微なものから重度のものまであり，自閉スペクトラム症や統合失調症の患者さんに多く生じるのが"外傷性幻聴"という形です。過去の嫌な記憶が幻聴となって患者さんを罵倒してくることがあり，それがあれば神田橋処方を考慮してみても良いでしょう。

　他の漢方薬では，東日本大震災の PTSD 症状に柴胡桂枝乾姜湯が有効だったとする報告があります[10]。これに限らず，大柴胡湯や柴胡加竜骨牡

蛎湯など，いわゆる柴胡剤はPTSDの過覚醒に効果的。柴胡剤の多くは患者さんを冷やして乾かす作用があるのですが，柴胡桂枝乾姜湯は例外で温めて潤す傾向です。冷え性で肌が乾燥してカサカサしているタイプでは柴胡桂枝乾姜湯が向くでしょう。

> **Take Home Message**
> PTSDの治療に用いる薬剤は，SSRIやベンラファキシンといった抗うつ薬が挙げられます。他には抗精神病薬やノルアドレナリン阻害薬などによる増強療法や，日本では漢方薬も大事な選択肢となります。

文献

1) Hoskins M, et al：Pharmacotherapy for post-traumatic stress disorder：systematic review and meta-analysis. Br J Psychiatry. 2015 Feb；206(2)：93-100.
2) Alderman CP, et al：An open-label study of mirtazapine as treatment for combat-related PTSD. Ann Pharmacother. 2009 Jul；43(7)：1220-1226.
3) Kim W, et al：The effectiveness of mirtazapine in the treatment of post-traumatic stress disorder：a 24-week continuation therapy. Psychiatry Clin Neurosci. 2005 Dec；59(6)：743-747.
4) Krystal JH, et al：Adjunctive risperidone treatment for antidepressant-resistant symptoms of chronic military service-related PTSD：a randomized trial. JAMA. 2011 Aug 3；306(5)：493-502.
5) Stein MB, et al：Adjunctive olanzapine for SSRI-resistant combat-related PTSD：a double-blind, placebo-controlled study. Am J Psychiatry. 2002 Oct；159(10)：1777-1779.
6) Naylor JC, et al：A pilot randomized placebo-controlled trial of adjunctive aripiprazole for chronic PTSD in US military Veterans resistant to antidepressant treatment. Int Clin Psychopharmacol. 2015 May；30(3)：167-174.
7) Youssef NA, et al：An open-label pilot study of aripiprazole for male and female veterans with chronic post-traumatic stress disorder who respond suboptimally to antidepressants. Int Clin Psychopharmacol. 2012 Jul；27(4)：191-196.
8) Raskind MA, et al：A trial of prazosin for combat trauma PTSD with nightmares in active-duty soldiers returned from Iraq and Afghanistan. Am J Psychiatry 2013；170：1003-1010.
9) Wang HR, et al：Anticonvulsants to treat post-traumatic stress disorder. Hum Psychopharmacol. 2014 Sep；29(5)：427-433.
10) Numata T, et al：Treatment of posttraumatic stress disorder using the traditional Japanese herbal medicine saikokeishikankyoto：a randomized, observer-blinded, controlled trial in survivors of the great East Japan earthquake and tsunami. Evid Based Complement Alternat Med. 2014；2014：683293.

Q 7-5 PTSDの非薬物療法を尋ねられたらどうすれば良いですか？

A 専門家ではない限り消極的な姿勢が無難でしょう

　PTSDの治療で大きな効果を示すのは精神療法(心理療法)であり，それはトラウマに焦点を当てた認知行動療法(trauma-focused cognitive behavioraltherapy；TF-CBT)，EMDR(eye movement desensitization and reprocessing；眼球運動による脱感作と再処理法)，エクスポージャーです。しかし，それらはしっかりと訓練を受けた医療者が行うべきです。外傷体験を意図的に想起させるため，中途半端な介入では患者さんを苦しめて病態を複雑化させるだけですし，ベテランが行ってもつらくなる患者さんは多くいます。記憶をたどっていくうちに「本当の私って何？」と自分自身を見失い，一見すると境界性パーソナリティ障害のようになってしまうことも実はあるのです。精神療法にも副作用は生じ得るということを，患者さんも医療者も覚えておきましょう。

　PTSDに限らず患者さんは「お薬はこわい」と漠然に思い，"薬剤は悪でありそれを使わない治療は素晴らしい"という考えを持っていることがあります。それを正しい説明で説き伏せるのは医療者による暴力にもなりかねないので，患者さんがそのような気持ちにいたった物語・文脈をいったん汲むことが求められます。そこから医療者の思いとのズレを少しずつ解消していく作業が必要です。また，非薬物療法では患者さん自身が1日の中の時間をある程度使って取り組む必要が出てきます。言ってみれば，薬物療法はその取り組む時間をある程度肩代わりしてくれているのです。この事実にも眼は向けられるべきでしょう。患者さんは「あなた治す人，わたし治してもらう人」という意識が強いことも多く，非薬物療法を希望し

ていながら自分は何もしなくて良いと考えている人も。そこを「理解が悪い，都合が良すぎる」と思ってしまうのは，繰り返しですが医療者のフレームによる暴力となってしまいます。相手の気持ちを一度は抱え，そこから話し合うという順番が求められ，それ自体がささやかな精神療法になるでしょう。

▶ 外傷を歴史の一部にする下地づくり

　PTSD の精神療法に戻りますが，"専門としていない限り，intensive な精神療法を気安く引き受けない方が良い"と私は思っており，うまく扱わないと外傷が牙を向いて患者さんと医療者に迫ることになります。患者さんには精神療法にも一定の副作用があることを説明し，希望する場合はそれに長けている医療者や EMDR などの専門性の高い治療を行っている医療者に依頼をします。EMDR は日本 EMDR 学会が治療者リストを公開しているため（全員ではなく公開を OK した治療者のみ），そこから探すのが近道。また，明らかに症状が頻発して現在の生活が苦しいのであれば，まずは適切な薬剤を用いて"ゆとり"を得られるように整えることも大切です。場合によっては，現在の"あわい"が"ゆとり"を帯びてくること自体が，過去の外傷記憶の見方にも"ゆとり"をもたらしたり，想起しても何とかやっていけたりしてくれます。それをやんわりと以下のようにお伝えすることも多いです。

患者さん　「トラウマって，先生は治療してくれますか？」
医療者　「治療をしたいなと思うくらいに苦しく思うのかしら」
患者さん　「はい」
医療者　「そうでしたか。ただ，つらいことを話すのは，それだけ自分のこころを切り刻むことになるかもしれません」
患者さん　「逆に良くないんですか？」
医療者　「トラウマを専門に診ている先生なら違うかもしれませんけど，つらいことを思い出すと今の○○さんのこころが苦しくなるかなと思うんです」
患者さん　「どうやったら治るんでしょう？」

医療者	「〇〇さんの言う"治る"っていうのは，どういうことを意味するのかしら」
患者さん	「思い出さなくても良いような」
医療者	「うーん。一切を思い出さなくても済むっていうのは，難しいかもしれません…」
患者さん	「そうですか…」
医療者	「今は過去のつらいことが目の前にやってきて大変な思いをしてますよね。それって，過去が過去として根付いてないことだと思います」
患者さん	「そうですね，そんな感じです」
医療者	「私の目標は，その過去がしっかりと〇〇さんの歴史になってくれること。思い出しても"そういうことがあったな。でも今は大丈夫だな"と，歴史として眺めることができるようになれればと考えてるんです」
患者さん	「歴史ですか」
医療者	「そう。〇〇さんの歴史の一部になってくれれば。そのためには，まず今の生活が安定することが大事。少し"ゆとり"を持って暮らすことが，歴史をつくる大切な部分だと思います」
患者さん	「分かりました」

　良いことか悪いことかは分かりませんが，過去の出来事そのものを変えることはできません。医療者にできることは，その意味付けを変化させる口火を切ることくらい。患者さんのこころに**外傷を歴史にできるような下地**をつくってもらえるよう，今の生活での"ゆとり"の場をともに形成していきます。その中で，ゆっくりと患者さんが過去のさまざまな物事を眺めていけるように援助したいと思いながら診察を続けます。それでも治療が難渋する時は多いため，専門医への紹介という選択肢は常に患者さんと共有しておきましょう。

▶ 感情は「消す」のではなく，あることを「認める」

　"許す"ということもそうだと思います。患者さんから「私はお母さんを

許すことができないんです。他の人は過去のことだから許したら？　って言うんですけど…」といった話をされることがあります。人生のその人にしか体験し得ない出来事について，他人が「許せ」というのはもはや暴力。決してそのように立ち入って他人のアタマで物事を言ってはいけません。私は「許そう許そうと思う必要はない」と言います。湧いてくる憎しみや恨みは，患者さんの抱く大事な感情。それに嘘をつこうとするととても苦しいでしょう。そうではなく，その感情があるということをまず認めること。消そうと努力する必要はありません。それとともにあることから始めるのです。そして，昔あったことが歴史の1ページになるように，患者さんの今の生活の"あわい"を"ゆとり"あるものにしようと医療者は腐心すべきなのです。

> **Take Home Message**
> PTSDは，過去の外傷記憶が"歴史"になっていません。"歴史化"が治療の目標ですが，そのためには現在の"あわい"に注目し，そこの緊張を解き"ゆとり"をもたらすことがまず重要です。現在の"ゆとり"が歴史化を促進すると覚えておきましょう。

Q7-6 適応障害の診断が漠然としていてあまり存在価値が分からないのですが…

A 存在価値は明確なストレス因子を規定しているところでしょうか

　DSMにある適応障害の診断基準を見ると，あまりパッとしていなくて診断しづらいように思えるかもしれません。他の精神疾患の診断基準を満たせばそちらに診断名を優先することになっており，ちょっと可哀相な気持ちにもなります。主役になることはできず，なり手がいない時に充てがわれるような，あくまで残遺カテゴリーという立場なのですね。

▶ 適応障害とうつ病の関係

　この疾患の特徴は，明確なストレス因子（複数でもOK）の存在を掲げているところ。この因子は複数でもよく，反復したり持続したりすることもあります。それがなくなれば症状が6カ月以上続くことはないというのが診断基準の項目としてあり，本当に診断しようと思えば後顧的になってしまい，実に厄介な診断にも感じられます。ちなみにDSM-5では他の精神疾患との併存を認めるようになりました。うつ病と診断され治療されている患者さんに大きなストレス因子がやってきて症状がぐらついた時，うつ病の診断基準にはまらず悪化と考えられなければ，適応障害を併せて診断することになります。

　考えようによっては，この"明確なストレス因子の存在"はヤスパースの"了解"を残してくれているのかもしれません（→p. 9）。患者さんの生活歴に思いを馳せて人格構造も考慮し，その上で「今の症状はストレス因子によるのだろう。こうなるのも無理はないなぁ」と"了解"する，これを適応障害に反映させているとも言えます。この観点に立つと，「適応障害も捨

てたものではないな」と感心してしまいそうです．そして，このストレスフルな現代社会では，"うつ病"と診断される患者さんの中に"適応障害"が多く含まれているでしょう．DSM のうつ病診断基準を"正しく"用いるならば，うつ病と診断される患者さんの増加も緩やかになるのではないかと思っています．今の精神科診断は抑うつ気分を主訴にして来院した患者さんに，DSM のうつ病診断基準をいい加減に当てはめて"うつ病"と診断していることが実に多いのです．基準の中にある"ほとんど毎日"や"ほとんど1日中"を正確に判断できているでしょうか．適応障害という疾患を見直してみると，他の精神疾患の診断にも影響してくるように感じますし，診断するということ自体の精緻さが増すかもしれません．

▶ 症状があるから破綻を防げている？

　何よりも忘れてはならないことは，私たち医療者が"適応障害という名の適応"という考えを持つべきだということです．巨大なストレッサーがあり，それにより例えば抑うつ的になったり不安になったりすることは，果たして悪いことなのか？　"適応障害"の患者さんは苦しい時に症状で"助けて"のサインを出せているわけですから，生命が破滅に向かう前にしっかりとブレーキが掛かってくれているので，しっかりと状況に適応してくれているのではないか？　と思わずにいられません．この"症状が患者さんなりの対処になっており，それにより破綻を何とか防いでいる"という考えは，精神療法を行う者として記憶しておきたいものです．症状は取り払えば良いわけでなく，それが患者さんを保護している役割をも持つのだという視点を慈しむ必要性があるでしょう．

Take Home Message　適応障害という疾患は，ヤスパースの"了解"を医療者に意識させてくれます．適応障害の診断を頭に入れておくことは，患者さんの診察に深みを与えてくれる可能性があります．

COLUMN 11　病院見学で重視するところ：その1

　学生さんがこの本を読むことはないと思いますが，初期研修医の先生はひょっとしたら…？　ということで，病院見学でのポイントを経験的なものですが少し．原則は，看板に惑わされずそこで働いている研修医の先生の活躍ぶりを見てみること．そりゃそうだ，と言われそうですがやっぱり外せません．

　では，具体的には？　まず"院内での勉強会の体制があるか"です．病院には研修医が野放しになっているところも多く，そこでは自発的に勉強する人としない人とで大きく差が出てしまいます．定期的で幅広い分野の勉強会は存在価値あり．ただ，病院の姿勢として研修医の自発性をあえて重視しているところもあるので，その場合は手を抜いていることにはならないでしょう．ちなみに，勉強会と言っても製薬会社主催のものでなく，病院や指導医の先生が行っているものです．もちろん研修医が出席しているかも大事．

　そして"うつ病の研修医はいないか"をチェック．これは判別するのは難しいかもしれませんけど，何故か研修中断になってしまっているとか，そんなブラックな空気を感じ取ることも大切です．研修医の4人に1人はうつ病になるとも言われている時代，限界の3歩手前くらいで病院側が配慮をしてくれるか，救急外来の連続で研修医をフラフラにしてないか，は要注目．もちろん「忙殺上等！」「救急命！」「うつ病カモン！」みたいな学生さんは話が別でしょうけれども…．

　次は"研修医を守ってくれる病院か"です．ウログラフイン®誤投与の事件は覚えている方も多いでしょうけれども，後期研修医が執行猶予付きではありましたが禁錮刑になった痛ましい判決があります（世界ではありえない判決）．きちんと守るシステムがあるかが大事で，研修医のみを犠牲にしてしまうような病院はちょっと怖い．日本には医師個人の責任を追及する悪しき習慣があり，1人の患者さんでミスをすると，それまでに99人を救っていたことなんか無に帰してしまいます．そんな不条理に対しては病院が盾となり，ミスそのものには組織として患者さんやご家族に誠心誠意謝ることが欠かせません．

4番目は"みんな仲良しかどうか"になるでしょうか。研修医同士がギスギスしていないか，2年次と1年次の風通しは良いか。やっぱりともに生活していく上で軽視できません。他には救急外来での看護師さんですかね。研修医を虫ケラのように扱う人がいるところは「ちょっとなぁ…」と思いますし，何もできません！　みたいなのも「あらら…」と思います。研修医の先生の雰囲気が良くて，学生さんが「この病院の短所って強いて言えばどこですか？」と聞いても大丈夫そうだと思える病院がポイント。見学後にちょっと飲み会なんか開催してくれると良いですね。また，小さい病院は学生さんが嫌う傾向にありますが，小規模だからこそスタッフの疎通性が良いところも多いです。そこも大切ですね。長くなったので続きはまた次のコラムにて(→p.177)。

第8章

身体症状症

Q 8-1 身体症状症と身体表現性障害の違いは何ですか？

A 身体疾患の有無にこだわらなくなった点です

　DSM-IV-TR で身体表現性障害とされる概念。症状が身体という劇場で繰り広げられる，と考えると良いでしょうか。身体化障害，鑑別不能型身体表現性障害，疼痛性障害，心気症，転換性障害などが含まれていますが，DSM-5 はこのグループに改変を加えています。おおまかに分けると，身体化障害と鑑別不能型身体表現性障害と疼痛性障害が"身体症状症"となり，心気症が"病気不安症"と名称変更されています。

▶ "こころか身体か"の二元論からの脱却

　ここで重要なのが，DSM-5 の身体症状症では，医学的に説明できる症状があるかどうかというのを論じていません。"こころか身体か"という二元論から脱却したのが目玉で，むしろ身体症状に関連する認知面や行動面（過剰な心配や行動）を重視するようになりました。ということは，身体疾患があったとしても，症状は記憶や感情なども絡んだ複雑なメカニズムから成るものという理解が必要になってくるのです 図8-1 [1]。

　特に慢性疼痛はその色合いが強く，単なる生理学的な現象ではありません。それは脳の反応の変化を伴い，例えば前帯状皮質は不安・痛みの予知や注意・身体反応などに，扁桃体や海馬は感情を揺さぶる出来事の記憶・痛みに伴う恐怖・痛みへの注意や学習などに関わることが明らかになってきています[2]。感情や認知や行動が痛みと相互に関連し合い，絡まりあった糸のような状態で患者さんは受診してくることを必ず認識すること。

　身体症状症の定義が示すように，身体疾患か精神疾患かという明確な線

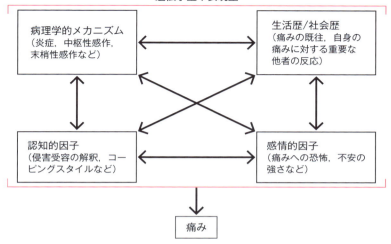

図 8-1 さまざまな色が混じり合う
〔Turk DC, et al：Treatment of chronic non-cancer pain. Lancet. 2011 Jun 25；377(9784)：2226-2235 より〕

引きは成立しづらくなっています。精神疾患の慢性炎症モデルが盛んに研究されていますが，炎症性サイトカインが身体と精神の両者に影響するのは，その傍証なのかもしれません。私たち医療者は"身体疾患"であっても精神面への配慮を，逆に"精神疾患"であっても身体面への配慮を必要とすることを忘れずにいましょう。

> **Take Home Message** DSM-5 の身体症状症は，身体疾患の有無にこだわりません。身体疾患か精神疾患かという二分法ではなく，どちらにおいてももう片方の意識を持つべきです。

文献

1) Turk DC, et al：Treatment of chronic non-cancer pain. Lancet. 2011 Jun 25；377(9784)：2226-2235.
2) Cohen SP, et al：Neuropathic pain：mechanisms and their clinical implications. BMJ. 2014 Feb 5；348：f7656.

Q 8-2　心理教育はどうしますか？

A　精神的なものが原因と思われないように，腑に落ちる説明を

　医療者からは「気のせい」「異常はない」と相手にされないことがあり，患者さんは「じゃあ，なぜこんなに痛いの？」「何か知らない病気にかかっているのでは？」と"分からない何者か"に日々怯えています。客観的なデータにも出てこず，周囲からの孤立を産み，不安，抑うつ，怒り，虚無感などを伴ってきます。それらがQ 8-1のように症状をさらに修飾し，その症状がまた孤立を強め…というまさに悪循環（→p. 168）。そこから自暴自棄となり自分を見失い，かつ行動化に至り周囲に攻撃的となり，医療機関からは"クレーマー"と扱われることもあります。自分が分からず行動化に走る患者さんは，境界性パーソナリティ障害のような振る舞いに見えてしまうでしょう 図8-2 。また，境界性パーソナリティ障害の患者さんは実際に身体症状を呈しやすいことも知られており，精神症状のみでは抱えきれず，身体にまで症状が漏れ出てくるような感じすら受けます。

▶「原因がわからない」ということも伝える

　そんな身体症状症の患者さんには，腑に落ちる説明をすることが対決にならない第一歩。その説明も患者さんが症状のループから脱却して日常生活の"ゆとり"を重視する視点を持てるものとすべき。まずは，残念ながら症状の原因は分かっていないと打ち明けます。しかしながら，"神経の緊張"が生じてしまい，それが"臓器の緊張"を産み症状をもたらしていると説明（この"神経"は，神経症の"神経"ではなく実際に臓器に張り巡らされている実物の"神経"だと言いましょう）。例えば腹痛であれば「胃腸には実

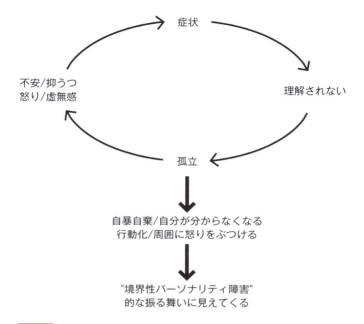

図 8-2 悪循環が続くと…

　はものすごい数の神経が張り巡らされているんです。その神経が何らかの原因で緊張してしまうと，胃腸そのものも緊張して動きが滞ってしまいます。その滞りが痛みを産むのですよ」のように。さらには，症状があるために気が晴れないこと，どうなるんだろうという不安や焦り，原因が分からないことへの恐怖，以前に同じようなことがあった場合はその記憶，自分1人だけがこうなってしまっているというイライラ感，これらが症状にさまざまな修飾をするとお話しします。ここでは，そういった感情や記憶が原因ではないということを強調。そうしなければ，患者さんは「結局は精神的なことか…」と思うでしょう。そうではなく，あくまでも原因は今の医学では分からないことをお伝えしておきましょう。図 8-3 のように紙に書き，患者さんの理解度を見ながらじっくりと（○○には対象の臓器が入ります）。ここは最も大事なところなので，1つひとつを丁寧に説明。

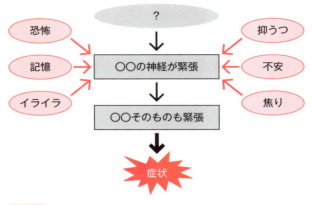

図 8-3 患者さんへの説明として

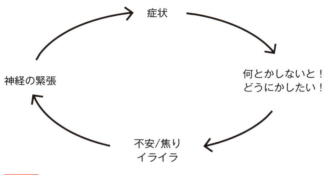

図 8-4 とらわれのループ

▶ とらわれのループへの気づきを促す

　これで「なるほど。そういうことなんですね」と納得してくれたら1つの山を越えたことになります。その次は対処になりますが，ここまで来たら"神経の緊張を緩和すること"が目標だというのも理解されましょう。「よって，この神経の緊張をほぐすこと，合わせて緊張を強くしている不安や焦りを軽くすることが症状の改善につながります」と言い，図 8-3 の次に"とらわれのループ"に入っていることをお話しします 図 8-4 。「○○さんは図に書いたように症状が出てきていると思います。それを何とかし

ようと不安や焦りが出てきて空回っていませんか？　さらに神経の緊張を強くして，症状に結びつきます。そこからまた…というループにとらわれているような気がします」と言葉にし，ループへの気づきを促しましょう。

　そうしたら，後は既述のように，症状に焦点化させない"ゆとり"と"生活の彩り"という養生に持ち込みます。薬剤を使う場合は注意が必要で，精神的なものが"原因"だと思われないように配慮を。あくまでも抑うつや不安などの"修飾因子"を軽くするために用いると説明。痛みについては，抗うつ薬の持つ鎮痛作用を「うつを軽くする作用とは別に，痛みそのものを軽くしてくれる作用があるんです」と言っても良いでしょう。

> **Take Home Message**　あくまでも原因は不明だと前置きをした後で，修飾因子なども相まって神経の緊張がもたらされると説明しましょう。そして，その緊張をほぐすことが治療の核心であると患者さんに思ってもらうことが肝腎です。

Q 8-3 診療の実際はどのようにしますか？

A 話題を"生活の彩り"とし，薬剤での力技に持って行かないようにしましょう

　Q 8-2 での話題を患者さんとカチッと共有し，毎回の診察では"生活の彩り"について話し合います。患者さん自身がどうありたいか，それに向かっていくために今何をすべきか，を考えて実行してもらいます。"とらわれ"と"あるがまま"の話から，症状があってもやりたいことをやってみるように，ゆっくりで良いので促しましょう。この辺りは前に何度か述べていますね。身体症状症は長丁場になることを覚悟の上とし，医療者側が焦らないように。医療者の焦りは患者さんにも伝わります。ちなみに私の行う心理教育と言うか外来のプチ精神療法はどの疾患に対しても基盤が大体同じで，"あわい"を中心にしながら症状への意味付けを行い，"ゆとり"と"焦り"，"とらわれ"と"あるがまま"，"生活の彩り"を持ちだして，患者さん主体で"養生"に取り組んでもらうことです。あとは場面に応じて患者さんが挫けないようにエンパワメントするようなワンフレーズ〔"キーを回す"（→p. 40）など〕を使っていきます。

▶ 精神療法的な身体診察

　精神科医はあまり行わないものの，身体症状症に対しては身体診察を続けてみるのも方法の1つです。語源は異なるようですが，身体診察で手を当てることは"手当て"になるでしょう。結果も「異常ないですよ」だけではなく，詳しめの説明を行います。『不定愁訴のABC』では，「焦点を明確にした診察に付加価値を与えるために行うことのできる重要な点がいくつか

ある」と述べられており，「前向きに診察すること。何気なく『ざっと見てみましょう』などと言わないこと。不安や懸念のある患者は，綿密な診察を望んでいる。『ここを念入りに見てみましょう』，『いいですね』，『十分です』，『正常です』といった言葉は，診察するうえで有益な形容詞である」「何もないではなく，ちょっとした何かについて説明すること。『何も触れませんでした』というよりも，『腹部を念入りに触診してみましたが，内臓の腫れや通過障害を示す徴候はありませんでした』と伝えるほうが役立つ」などの言い方の工夫が指摘されています[1]。

　神経の緊張と関連させたい時は，肩の凝りを診てみましょう。嘘になってしまうので賛否があると思いますが，触ってみてさほど凝っていなくても「ちょっと肩が凝っていますね。普段の生活で緊張が多いのかもしれませんね」とポツリと言ってみるのも良いかなと思っています。外来を繰り返す中で「患者さんが少し改善したかな？」と思った時には「肩の凝りも軽くなってきましたね。少しずつゆとりが出てきて良くなっていると思いますよ」と（実際に凝りが変わっていなくても）お伝えしてみましょう。嘘を言うとは何事だ！　と怒られそうですが，少しばかりの優しい嘘なら悪くはないかと…。私は漢方薬を使うため脈診をしていますが，白状すると脈診は全くと言って良いほど分かりません。ちょっと神妙に脈をとってみて「うーん，ちょっと緊張が強いみたいですねぇ」などと，肩の診察と同じような感じでまことしやかに言っています。身体診察に精神療法的な意味合いを込めるような意識を持つと良いのではないでしょうか。

▶ 薬物療法のための下ごしらえ

　薬剤についてですが，慢性疼痛，特に神経障害性疼痛には抗うつ薬やプレガバリンが効果を示すことがあります。しかし，身体症状症や病気不安症は薬剤の効果がとても限定的[2]。もちろん絶対的に無効というわけではなく，少量の抗うつ薬や抗精神病薬が劇的な効果を示すことも稀ならずあります。しかし，患者さんの多くは副作用に敏感であることも事実で，処方しても「飲んだらもっとひどくなった」「こんな強い薬は飲めない」と次回の診察で言われ，そこから患者さんが不信感を強めることもあります。もともと「私は精神科の患者じゃない」と思っており，さらに精神科医が薬

剤，それも向精神薬を処方するものなら「やっぱり医者は私の症状を精神的なものと考えているんだ！」という考えを煽り，結局は副作用への敏感さを産んでいるケースもあるかもしれません。そうならないために，事前に患者さんの"腑に落ちる"レベルまで説明を行い，"下ごしらえ"をしておく必要があります。決して対決姿勢にならず，医療者側から見た"正しい説明"ではなく，患者さんと共有できるような説明です。そして，薬剤を出すにしても本当に少量から始めるべきでしょう。

その薬剤は，何とか治療者側で症状を少し軽くして，後は患者さんがうまく症状と喧嘩せず生活に向かっていけるように，という考えであるべきだと思っています。薬剤でゴリ押ししようとすると徐々に複雑な処方になっていき，患者さん側も「病気は医者が治すもの」という考えに移ってしまい，養生を忘れがちになります。薬剤はあくまでもサポート役であり，治療主体は患者さんであることを忘れないように。

> **Take Home Message**
> 治療は"生活の彩り"を重視し，症状の占める割合が相対的に小さくなるようにします。症状があっても行動はできるという実感を積んでもらいましょう。薬剤は効果が限定的であるため，治療の主役とせずにサポートとしての立場を崩さないように。

文献

1) クリストファー・バートン(著)，竹本 毅(訳)：不定愁訴のABC．日経BP社，2014．
2) Kleinstäuber M, et al：Pharmacological interventions for somatoform disorders in adults. Cochrane Database Syst Rev. 2014 Nov 7；11：CD010628.

病院見学で重視するところ：その2

　さて，見学のポイントの続き。5番目は"1人の患者さんをしっかり診ることができるか"です。実は，診る患者さんの数に多ければ多いほど良いわけではありません。研修医の中にも「これだけ診た！」「病棟の患者さん全部診てるぜ！」を勲章にする人がいますが，それが医師としての良さを表すとは限らず，特に病棟で多くの患者さんを担当するのはお勧めしません。数を診るということは，動詞が"さばく""こなす"になりがち。病棟で患者さんは孤立する傾向にあり，それは物理的にも心理的にも，です。医者はそれを慮る存在であるべき。研修医というどう足掻いても未熟な存在が，患者さんという1人の存在のためにしっかり悩んで考える。そして患者さんのもとに足繁く通ってお話をしながら状態を診る。そういった時間，空気がとても大切なのです。研修医だからこそ患者さんが話してくれる内容もあるでしょう。1人にかける時間がしっかりあり，その患者さんの持っている疾患を勉強する時間も確保できる。そんな環境であるべきです。"さばく""こなす"ようなテクニックが"1人と向き合う"大切な時間を上回るような，そんな味気ない診療を若いうちからするのは避けましょう（あくまでも個人的な見解）。どうせ研修医が終わったらイヤでもそんな技術は身に付きますから。

　救急外来でも「他の病院よりも数は少ないけれど，それだけに考える余地があるよ」というのが良い塩梅，たぶん。数が少ないと不安かもしれませんが，1人の患者さんから学べることはとても多く，その人の疾患の有病率や典型的な経過，病歴や身体所見の尤度比，必要な検査，不必要な検査，初期治療…。加えてその疾患の各種鑑別疾患についても同様に。いざそれを実行してみると，本当に時間がいくらあっても足りません。診る前に学ぶ，診た後にも学ぶ，そんな時間がある病院は貴重です。また，「救急車をうちは断らないですよ」を売りにしている病院もありますが，マンパワーが確保されていればそれは素晴らしいこと。でも理念だけが先行して，スタッフは疲弊しているなんてことも往々にしてあります。学生さんは研修医の先生のみならず看護師さんや技師さんの余裕のあり/なしをそっと見学してみましょう。

そして，最後は"時間差で見学しよう"。長期計画になりますが5年生の時に例えば春にいったん1年次研修医を見学して，秋か冬にもう一度見学します。すなわち，時間経過で研修医の臨床能力がどれだけ向上しているかを見てみるのです。これだと，研修医を直接試す雰囲気をもたらさず，「春に見学してすごく良かったのでもう一度来ちゃいました！」みたいな流れを与えてみんなハッピー。もちろん秋や冬に見学して，春にもう一度行って2年次になった研修医のたくましさを感じるのも素敵。新しく入ってきた1年次研修医に教える姿は少し先の自分かもしれないなぁ，なんて思うかもしれませんね。「半年で研修医がどれだけ変わっているか」というのは1つの目安かも？　と考えています。

　ということで，本当につらつらとここまでお話ししてきました。網羅的ではないでしょうけれども，チェックポイントがたくさんありすぎるのも困ってしまうので，これくらいで。1つでも参考になるのがあれば幸いでございます。

# 第9章

睡眠障害

Q 9-1 「眠れない」という患者さんに対してまずすることは何ですか？

A 原因となり得る身体疾患，精神疾患，薬剤を検索しましょう

　不眠を訴える患者さんはとても多く，不眠による焦りがさらに不眠を呼んでいるような状態になっています．多くの身体疾患に付随しますし，**精神疾患にいたってはほぼすべての疾患に頻発する**とも言われます．薬剤や嗜好品が原因となることもあり，"不眠を見たら睡眠薬"では決してありません．ここでは身体疾患を中心に見てみましょう．

　不眠を来たす身体疾患はたくさんありますが，代表的なものを 表9-1 に挙げます．

　鑑別のためには，入眠が難しいのか，途中で起きるのか，早朝に眼が覚めるのか，そしてそれに付随する身体症状を聞き取る必要があります．これらの中で，睡眠時無呼吸症候群とむずむず脚症候群を取り上げましょう．

表9-1 不眠を来たす代表的な身体疾患

- 認知症
- パーキンソン病関連疾患
- てんかん
- 脳梗塞
- 不整脈
- 冠動脈疾患
- 気管支喘息
- 慢性閉塞性肺疾患
- 睡眠時無呼吸症候群
- 胃食道逆流症
- 消化性潰瘍
- 炎症性腸疾患
- アトピー性皮膚炎
- 更年期障害
- 前立腺肥大膀胱炎
- 頸椎症腰椎症
- 悪性腫瘍
- むずむず脚症候群
- 糖尿病
- 高血圧

頻尿，瘙痒，疼痛，しびれ，各種発作，低換気などが原因になっているかを検索

▶ 睡眠時無呼吸症候群

　睡眠時無呼吸症候群は日中の眠気や集中困難，起床時の頭痛，倦怠感やイライラ，胸焼けなどが自覚される症状であり，ちょうど学校に行っている時や働いている時のパフォーマンスが落ちるというのが特徴。もちろん熟眠感も少ないです。心血管リスクにも糖尿病リスクにもなりますし，また抑うつも合併します。この抑うつは持続的気道陽圧法（CPAP）により改善するため[1]，睡眠時無呼吸症候群は積極的に見つけるべき。肥満体型であれば疑いをかけやすいのですが，そうでなくても小顎傾向であればリスクであり，ルーチンの検査で引っかかるものには高血圧や多血，高血糖が有名。特に若い患者さんではイライラが強くなり注意力が散漫になるため，ADHDと誤診しないことが大切なのです。

　治療は重症度にもよりますがCPAPがよく使われます。ただ，患者さんがこのCPAP自体を不快に思うこともあり，特に夏場はマスクが暑苦しく感じられるようです。ここが難しいですね…。もちろん肥満傾向であれば日常生活をしっかり見直すことが欠かせません。営業や運送業や運転手など自動車を使う仕事では大事故につながりかねないため，産業医学においても睡眠時無呼吸症候群は重要視されております。

▶ むずむず脚症候群

　むずむず脚症候群はアジア人で1〜4％の有病率なので，結構多い感じ[2]。名称は"むずむず"ですが，チクチクする，火照る，虫が這っているような，痛痒い，などさまざまな表現がなされます。よって"休まらないような不快な知覚異常"と広く考えておくと見逃しが少なくなるでしょう（英語でもrestlessです）。子どもでは成長痛やADHDと誤診されることも稀ならずあります。ここで重要なのは，患者さんからは自発的に訴えられないこともあるという点。「むずむずするから寝られない」と考えずに「寝られないからむずむずするのかな？」と患者さんが思うと，「眠れない」に重点を置いて話をしてきます。よって，医療者からむずむず脚症候群かどうかきちんと問わなければならない時も多いのです。

　原因不明の特発性の他，末期腎不全，鉄欠乏，糖尿病，パーキンソン病，多発性硬化症，妊娠，リウマチ性疾患，下肢静脈瘤などへの合併も多

く，原因を検索する姿勢を保ちましょう．カフェイン，抗うつ薬，抗精神病薬，制吐薬（D_2受容体遮断性のもの），トラマドール，抗ヒスタミン薬などによるアカシジア，向精神薬のリバウンド症状は重要な鑑別に挙がりますが，アカシジアを来たしやすい薬剤はむずむず脚症候群のリスクにもなります．ただ，ミルタザピンはアカシジアを来たしにくい抗うつ薬である一方，むずむず脚症候群に対しては"もたらす/悪化させる"作用を持ちます[3]．「ミルタザピンは鎮静的だからむずむず脚症候群にならないだろう」と思っていたら，実は大間違いなのでした．

治療はドパミンアゴニストのプラミペキソール（ビ・シフロール®）を0.125 mg/日（症状が出る2時間前に服用）から，ロチゴチン（ニュープロ®パッチ）を2.25 mg/日から使用することもありますが，長期的に使用すると逆に症状が悪化するというaugmentationを来たすことがあり[4]，また副作用も考慮してクロナゼパム（リボトリール®/ランドセン®）やガバペンチン（ガバペン®），そのプロドラッグ（レグナイト®）を先に使うことが主流．しかし，最初は血清フェリチン濃度を測定します．値が75 ng/mL未満であれば，質の高いエビデンスはないものの鉄剤を投与してみることが，漫然と投与しない限りはより安全[5]．

▶ 薬剤による不眠

不眠を来たす薬剤もあります．上記のようにアカシジアやむずむず脚症候群を来たすものの他に，降圧薬（β遮断薬，$α_2$刺激薬），ステロイド，テオフィリン（テオドール®/ユニフィル®），甲状腺薬，オピオイド，超短時間型のベンゾジアゼピン系による反跳性不眠，向精神薬のリバウンド症状，メチルフェニデート（リタリン®/コンサータ®），アトモキセチン（ストラテラ®），嗜好品のカフェインやタバコやアルコールといったものが挙げられます．

> **Take Home Message** "不眠"はさまざまな疾患に認められ，多くの薬剤の副作用でもあります．"不眠なら睡眠薬"ではなく，原因を掘り下げて調べることが大切です．

文献

1) Edwards C, et al：Depressive Symptoms before and after Treatment of Obstructive Sleep Apnea in Men and Women. J Clin Sleep Med. 2015 Sep 15；11(9)：1029-1038.
2) Ohayon MM, et al：Epidemiology of restless legs syndrome：a synthesis of the literature. Sleep Med Rev. 2012 Aug；16(4)：283-295.
3) Perez-Lloret S, et al：Drugs associated with restless legs syndrome：a case/noncase study in the French Pharmacovigilance Database. J Clin Psychopharmacol. 2012 Dec；32(6)：824-827.
4) García-Borreguero D. Dopaminergic Augmentation in Restless Legs Syndrome/Willis-Ekbom Disease：Identification and Management. Sleep Med Clin. 2015 Sep；10(3)：287-292.
5) Silber MH, et al：Willis-Ekbom Disease Foundation revised consensus statement on the management of restless legs syndrome. Mayo Clin Proc. 2013 Sep；88(9)：977-986.

COLUMN 13 似てるかも？　静脈ルート確保とクレーンゲーム

　クレーンゲーム（UFOキャッチャー®）はゲームセンターにある，ぬいぐるみなどの景品を"アーム"を使って獲得するゲーム。実は，私はこれが好きでして，家の中はさまざまなぬいぐるみで大変なことになっています。

　クレーンゲームで遊ぶにあたっては，さまざまな注目ポイントがあります。景品の形や配置，アームの移動制限のほか，アームの開き具合，つかむ力や押す力，そしてアームのツメの角度，しかもそれらの左右差などなど…。上記を総合して"獲れそうな台"を選ぶことが最も重要。私は獲れそうなイメージが湧かない台，そして誰も手を付けていない台には挑戦しないようにしています。何よりも"選ぶ眼"が大切。

　実はこれ，静脈ルート確保にそっくりなのではないかと思っているのです。静脈ルート確保の成功を左右するのは，大部分が"良い血管を探し出すこと"でしょう。「お！」と思った血管があれば，後は血管と自分の向きを整えて，慣れた留置針（私はインサイト™ オートガード™ です）を正しい角度で入れます。「あー，ちょっとダメそうだなぁ…」と弱腰で臨むと失敗することが多いですね。血管選びで勝負はほぼ決しているのであります。

　獲れそうな台を選ぶ，良い血管を探す。遠く離れたもの同士がこんなところでつながっているとは！　どんな相手とも"つながり"を見出していけば，世界は平和になるかもしれません。

Q 9-2 一次性不眠や概日リズム睡眠障害の最初に行うべき治療は何ですか？

A 日常生活指導と簡単な行動療法をまず行ってみましょう

　身体疾患，精神疾患，薬剤性を除外し，かつナルコレプシー，睡眠時遊行症，REM 睡眠行動障害も除外して初めて，一次性不眠や概日リズム睡眠障害を考えます。この2つは生活指導を行わない限りは漫然とした睡眠薬の投与になりがち。不眠症は，眠れないだけではなく日常生活/社会生活の障害があって初めて"不眠症"となることを忘れず，患者さんには，**不眠に取り組むことが"生活全体を見直す良いきっかけ"**と認識してもらいましょう。

　まずは 図9-1 のようなループに入っているであろうことを説明します。

　このループから抜け出すためにどうするか，それを患者さんとの共通の話題にしましょう。そして**"良眠は一日にして成らず"**と説明し，生活を見直すことの重要性を考えるように促します。私は，患者さんに『自分でで

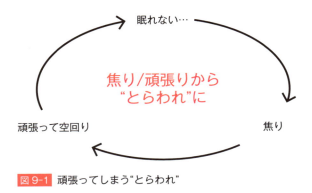

図9-1 頑張ってしまう"とらわれ"

きる「不眠」克服ワークブック』という本にトライしてもらいます[1]。これは行動療法（まずい行動パターンに対して理論的なアプローチを行い，その行動を修正する方法）のワークブックで，時間はかかりますが取り組みによって生活そのものを患者さんが振り返られるようになります。診察ではこのワークブックの内容を肯定的に扱い，患者さんが諦めないようにエンパワメント。とても良くできているので，医療者も読むと行動療法入門となって臨床力が上がるような気もします。もちろん精神疾患に併存した不眠にもこのワークブックは有用。

　ベンゾジアゼピン系睡眠薬（ここではゾルピデムなどの非ベンゾジアゼピン系も含めますが）を早めに出すと，その便利さから患者さん自身が薬剤に頼りがちになってしまいます（睡眠薬を使ってでもしっかり寝るべき事態であれば話は別）。もちろんうまく使えば良い薬剤なのですが，そのように使えない医療者が精神科医にも多いのです。純粋な不眠で緊急性がないのであれば，生活そのものを見つめてもらうことや上述のワークブックを実践してもらうことを第一にします。ベンゾジアゼピン系睡眠薬の即効性は諸刃の剣なのだと認識しましょう。特にゾルピデム（マイスリー®）は安全だというマーケティングがなされていますが，誤嚥性肺炎や睡眠中の奇異行動や転倒などの報告が相次いでいます[2,3]。依存性も認められますし，「マイスリー®なら安全で良いだろう」とは決して考えないように。

▶ 睡眠薬の特徴と注意点

　スボレキサント（ベルソムラ®）はオレキシン受容体アンタゴニストであり，2014年11月に発売されたばかり。今後知見が集積してきて，かつ用量調節が可能になるとかなり使いやすくなると思われます。精神疾患に併存した不眠については安全性が確認されていないため，現時点で私はほとんど処方していません。依存や離脱症状の観点では，ベンゾジアゼピン系睡眠薬よりもスボレキサントの方が安全であることは確実。概日リズム睡眠障害であれば，養生にプラスしてメラトニン受容体アゴニストのラメルテオン（ロゼレム®）を併用するのも良いでしょう。ラメルテオンは高齢者の不眠や認知症の不眠，せん妄予防にも使うことがあり，たまに大当たりします。高齢患者さんは生活にメリハリがなくなり概日リズム睡眠障害の

傾向になりがちなので，それを感じる時に効くことが多いように思っています。就寝前ではなくて夕食 1 ～ 2 時間後くらいの服用にした方が，経験的に持ち越しが少ない印象です。

　スボレキサントやラメルテオン以外であれば，抗うつ薬であるトラゾドン（レスリン®/デジレル®）も候補です。これは H_1 受容体と $5\text{-}HT_{2A}$ 受容体の阻害作用を利用して睡眠を促しています。12.5 mg/日から使用し，25 ～ 50 mg/日で多くの患者さんは良好な睡眠が得られますが，"抗うつ薬"なので，投与する際には「〇〇さんがうつ病というわけではないのですよ」と一言添えてあげましょう。ただ，中には「飲んだら合わなかった」という方もチラホラ。同じ効果を狙ってミルタザピンを処方することもありますが，こちらは少し遷延しがちで（半減期が 30 時間ほど），使うなら 7.5 mg/日から。たまに悪夢を見るようになったという患者さんもいます。クエチアピン（セロクエル®）などの抗精神病薬を睡眠薬代わりに使用することもありますが，あくまで"抗精神病薬"なので使わずに済むのならそれに越したことはありません。純粋な不眠には明らかに"やり過ぎ"です。

　漢方薬は合うものを探すのがちょっと難しいところ。酸棗仁湯（さんそうにんとう）が有名ですが，「何か眠れない」という単純な不眠に用います。3 包（7.5 g）/日ではあまり効かないため，多め（6 包/日で 3 包夕食後，3 包就寝前など）に出しますが，フィットする患者さんにはその日のうちに効くことがあります。歩き過ぎなどで筋肉が疲れてだるいような患者さんには芍薬甘草湯（しゃくやくかんぞうとう）を就寝前に 1 包（2.5 g）のみで随分効果が出ます。不安や悪夢がある際には，柴胡加竜骨牡蛎湯（さいこかりゅうこつぼれいとう）や桂枝加竜骨牡蛎湯（けいしかりゅうこつぼれいとう），柴胡桂枝乾姜湯（さいこけいしかんきょうとう）なども候補でしょう。もちろん他にもいろんな漢方薬があります。

Take Home Message　純粋な不眠に対しては「眠れないのなら睡眠薬」という発想を，医療者と患者さんの両者がカッコに入れておくことが大切です。不眠を，生活の質を高めるきっかけとして肯定的に考え，行動療法を行ってみましょう。

文献

1) 渡辺範雄：自分でできる「不眠」克服ワークブック．創元社，2011.
2) Kolla BP, et al：Zolpidem is independently associated with increased risk of inpatient falls. J Hosp Med. 2013；8(1)：1-6.
3) Morgenthaler TI, et al：Amnestic sleep-related eating disorder associated with zolpidem. Sleep Med. 2002；3(4)：323-327.

COLUMN 14 引き継ぎは繊細

　患者さんの引き継ぎはよく遭遇する出来事．受けることもあるでしょうし，お願いすることもあるでしょう．

　受ける時，特に初回は何かと気を遣いますね．患者さんは前の担当医をボロクソに言うこともあり，また「前の先生は30分も診てくれたのに，先生は10分ですか…」と恨めしそうに語ることも．前者においては初回でなくても患者さんが前の担当医を悪く言うと，ビギナーは「前の先生はなんてひどい医者だ！　よっしゃ，オレが何とかしてあげよう！」と意気込むもの．しかし，患者さんの不満はともするとこっちにも来るかも，と必ず考えましょう（一緒になって悪口を言ったらダメですよ）．矛先が自分に向かう可能性を捨てずにいると，診察でも特別に深入りしないように自制が効きますし，いざそのような状況になった時にも何とか持ちこたえられるはず．後者の診察時間についても，これは最初に告げておくべきでしょう．「ゴメンナサイね，私の時間は10分なんです．その中でどうやって取り組んでいくかを一緒に考えていきましょう」と共同参画を促します．最初は患者さんも納得しないかもしれませんが，真摯な姿勢で関わり続けることで見方が変わってくれる可能性を信じましょう．

　お願いする時は，特に後者の診察時間について患者さんに話しておくこと．時間をかけて診察していても次の担当医は余裕がないかもしれず，その先生の診察からいきなり時間が短くなったら，患者さんもびっくりですしいろんな方面に迷惑がかかってしまいます．私はこれをやらかしてしまった経験があり，反面教師ですね…．気をつけて下さい．

Q 9-3 悪夢を何とかしたいと言われますが、どうすれば良いですか？

A　PTSD の除外をまず行いましょう

　患者さんから「悪夢をよく見るんですけど…」という相談を受けることがたまにあります。そういう時は，**まず除外しなければならないのがPTSD** です。夢の内容を聞いて，過去の心的外傷があればそれとの関連性を問います。「その夢って，昔あった嫌なことに関係していると思いますか？」くらいの聞き方が良いでしょう。もし PTSD が疑われるのであれば，それに準じた治療が望まれます。薬剤では神田橋処方やプラゾシンなど，Q 7-4 で紹介したようなものが選択肢（→p. 154）。

▶ 悪夢も必要？

　もし PTSD ではない時は，悪夢に対してちょっと**肯定的な意味付けを行ってみる**ことも方法の 1 つ。

医療者	「確かに悪夢って嫌ですよねぇ」
患者さん	「はい」
医療者	「でも，夢って結構大事でして。日常生活で処理しきれないつらいことや嫌な記憶を，悪夢っていう形で寝ている間に処理しているんですよ」
患者さん	「そうなんですか？」
医療者	「そうなんですよ。だから悪夢も実は必要なんです。○○さんの生活で大変なところを処理しようとしているしるし」
患者さん	「そうなんですね」

医療者　「だから，無理やり悪夢をお薬とかで消しちゃうと，嫌なことが処理しきれなくなってしまうんです。そうなると生活に響いちゃいますよね」
患者さん　「意味があるんですね…」
医療者　「そう。だから悪夢はじゃんじゃん見ちゃってください(笑)」

　良質な眠りは日常生活での"ゆとり"を求めます。悪夢が嫌だなぁと思っていると，それだけ不安になるでしょう。そこで，悪夢も必要であると意味付けし，ちょっと冗談めかしてどんどん見るようにと言ってみると，患者さんの肩の力が抜けて安心がもたらされます。"ゆとり"が眠りに必要と考えると，精神疾患に不眠が頻発するのは納得ができますね。

　症状には何らかの"意味"があるのだという意識はとても大切。医療者がそう認識して取り組むことが，患者さんへの現状肯定感を強め，"今ここ"における安定感をもたらすことでしょう。その一方で，症状によって自身や周囲が困ったことになっているのも事実。症状は"100％良いもの，100％悪いもの"ではありません。患者さんが助かっている面を，そして困っている面をまるでコインの裏表のごとく持っています。その両者にきちんと目配りをしておくことが，医療者には必要。

▶ 単純な悪夢に薬を使うなら漢方を

　PTSDではない一般的な悪夢に対しては上記のように肯定的な意味付けを行いますが，もし薬剤を使うのであれば，漢方薬が適任でしょう。悪夢は不安の現れでもあるため，少し不安を軽くするようなものがフィットします。これまでも何度か出てきていますが，柴胡加竜骨牡蛎湯や桂枝加竜骨牡蛎湯，柴胡桂枝乾姜湯といった，竜骨や牡蛎という生薬を含むものが効果的(柴胡桂枝乾姜湯は竜骨を含まず牡蛎のみですが)。

　ちなみに私は大学に落ちた夢や，医学部に通っているにもかかわらず別の大学の医学部を受験し直す夢，論文を早く書けと教授に怒られる夢，後は地味ですけど顎が外れて苦しむ夢をよく見ます。大学には何度か落ちていますし，論文が書けていないのも事実であり，顎関節症で顎が外れた既往もあるので，ひょっとしたら心的外傷でしょうか…。

> **Take Home Message** 悪夢について患者さんから訴えがあれば，それが PTSD の症状かどうかをきちんと探りましょう．そうでない場合は，まず悪夢に対して肯定的な意味付けを行ってみます．

COLUMN 15 これからのために

抗菌薬の適正使用について，政府が初の行動計画（薬剤耐性対策アクションプラン）を公表しました．処方閾値の低さに対して真剣に取り組まねばならない時期なのです．

「でも臨床をしているとスパッと割り切れないんだよ…」という意見もごもっとも．外来診療では特に高齢者の肺炎は分かりにくく，急変しても嫌だし出しておこうかな…となりがち．しかし，そうであってもグラム染色や各種培養を行い，そして抗菌薬を考える，という経路は踏むべきですよ！

そして，抗菌薬が医療者・患者さん・ご家族の"抗不安薬"になってしまっている現状を打破すべきです．みんな「はやく良くなりたい」「何とかしてあげたい」という気持ちがあり，それ自体は肯定されるべきものです．しかし，抗菌薬の投与が負の連鎖を産んでいるのも事実．医療者は患者さんの思いをいったんは汲みとることも求められ，頭ごなしに否定して「抗菌薬は意味ないから出さない！」と言っても，患者さん側は納得しません（処方してくれるクリニックに行ってしまうかも）．不安な気持ちや何とかしたいという思いを認証するというステップを必ず踏むこと．正しい説明をする前に，患者さんの気持ちを認証する．それがなければ，正しい説明をしても"受け入れられない""押し付けられた"とみなされ，暴力性を帯びてしまうでしょう．

第10章

アルコール依存症

Q 10-1 アルコールについてどうやって聞き出すと良いですか？

A 診察が一段落してから身体疾患の問診を呼び水にしてスクリーニングツールにつなげます

　アルコールの問題を抱えている患者さんはとても多く，精神疾患にアルコール依存症[註]が併存していることもチラホラ。特にうつ病よりも双極性障害に多いことが指摘されています[1]。ただし，医療者側が探しにかからないと気づかれないままであったり，後でアルコール絡みの失敗が診察の中で明らかになったりすることも。精神疾患の治療は薬剤もさることながら日常生活の"養生"が基盤であり，アルコールに問題があるとそこが揺らいでしまっていることにもなります。薬剤の効果や副作用も予測しづらくなり，良い結果を産みません。

▶ 予診票を見ながら，身体の病気に絡めて

　よって，初診でアルコールをどのくらい摂取しているかを聞いておくのは悪いことではありません。予診票に予め飲酒量を書く欄を設けていることも多いでしょうけれども，初診が一段落した時に改めて医療者から聞いてみます。いきなりではなく，まずは困っていることを話してもらって全体像がつかめた後，ちょっと話を派生させようかなと思う時が良いでしょう。患者さんはお酒がメインと思っていないので，初診の早いうちにそこを突くと良い顔をしません。私は，初診で問診が一段落した頃に，予診票を見ながら「次に身体の病気についてお聞きしますけど」と話を移し，そこ

註：DSM-5 では"乱用"と"依存症"がなくなり"アルコール使用障害"に包括されましたが，この本では"依存症"を残しておきます。

から「健康診断で何か指摘されたことは？」と流れて、「じゃあちょっとお酒やタバコのことを伺いますね」や「予め書いてもらった紙を見ると、お酒やタバコも嗜んでらっしゃるようですね」と聞いています。そこから、「どんな時に飲みますか？」と飲酒にまつわる状況を思い出してもらいます。お仕事をしていれば「付き合いで飲むこともありますか（あるなら週に何回くらいか）？」、していなければ「家事や育児で一息つきたい時にお酒を飲むことはありますか？」など。いずれの場合も「寝られない時、寝るために少し飲んでみることはありますか？」と質問するのも良いでしょう。日本人は寝られない時の対処法としてアルコールを選択することが多いと言われていますが[2]、お酒は最悪の睡眠薬です。眠りは浅くなり、疲労の回復は十分にできず翌日に持ち越します。他には、検査値でγ-GTP上昇、GOTとGPT上昇（多くはGOT＞GPT）、MCV上昇などが有名ですが、アルコールに問題があれば絶対に認められるというわけではありません。ただし、これらを見つけたら聞いてみる1つのきっかけにはなるでしょう。

医療者　「○○さん、これまでのお話からすると随分とお仕事が大変なようで、夜もなかなか寝られなくて億劫さが続いて、この前はお仕事にも行けない日が出てきてしまった。それで今日いらっしゃったと」

患者さん　「はい、そうです」

医療者　「分かりました。大方のお話はお聞きしたので次に身体の病気についてお聞きしますけど、予診票では特に内科にかかっていることはないんですね」

患者さん　「はい、そうです」

医療者　「そうでしたか。別のお薬とかサプリとかは？」

患者さん　「いや、何も飲んでませんよ」

医療者　「分かりました。健康診断で何か指摘されたことは？」

患者さん　「うーん、特にないですね」

医療者　「そうでしたか。では身体の病気の次にお酒とタバコもお聞きしますけど、予診票を見るとお酒は毎日で、タバコはやらないんですね」

患者さん	「はい」
医療者	「お酒ってどのくらい飲みます？」
患者さん	「ビール3缶くらいですかね，500 mLの」
医療者	「500 mLを3缶，と。どんな時が多いですかね，飲むのは」
患者さん	「やっぱりストレスが多いんで，家に帰ると飲んじゃいますね」
医療者	「ストレスを和らげるための対処で？」
患者さん	「はい」
医療者	「付き合いで飲むことも多いですか？」
患者さん	「それはそんなに多くないですね。週に1度あるかないかで」
医療者	「そうでしたか。中には眠れない時にお酒を睡眠薬的な感じで飲んで眠る人もいますけど」
患者さん	「うーん，それはないですね」

▶ アルコールのスクリーニングツール

話を身体のことにシフトさせた流れでお酒も聞き，そこからスクリーニングに移りましょう。最も簡便で知れわたっているのはCAGEでしょうか。

- **C**ut down：お酒を減らさないといけないなと思ったことはあるか
- **A**nnoyed：お酒のことを指摘されて気に障ったことはあるか
- **G**uilty：お酒を飲んでいてうしろめたさを感じたことがあるか
- **E**ye-opener：迎え酒をしてシャキッとしようとしたことがあるか

日本の健康診断ではCAGEの感度77.8％，特異度92.6％だったそうです[3]。しかしながら，アルコール非専門医にとって重要な"依存症の一歩手前（ハイリスク）"をとらえることが苦手なツールでもあります。そこを見つけたい時は，やはりAUDIT(The Alcohol Use Disorders Identification Test)というスクリーニングツールが有用でしょう。「お酒は飲む量によってこころや身体に響きますし，お薬ともケンカします。今の〇〇さんの状態にお酒がどのくらい影響しているか/していないかを知る必要があるので，さっき伺ったことと少し被りますけど，今度はちょっと詳しめにお聞

きしますね」などと前置きして始めましょう。この AUDIT は 10 項目でできており，ここでは詳しく取りあげませんが使い方も含めて内容も公開されているので[4]，ぜひ眼を通しておいてください。内容を見るとこの中で"ドリンク"という単位が出てきますが，これは純エタノール 10 g を含むアルコール飲料を"1 ドリンク"と定義しています。日本酒なら 1 合で 2 ドリンク，焼酎なら 1 合で 3.6 ドリンク，ビールは 5％なら 500 mL で 2 ドリンク，缶チューハイは 7％なら 350 mL で 2 ドリンク，ワインならグラス 1 杯で 1 ドリンク，ウイスキーならダブル 1 杯で 2 ドリンク，といった感じです。

> **Take Home Message** アルコールについての問診は早めに切り出さず，患者さんが「話を聞いてもらっているな」という実感を得てからが無難です。身体疾患や健康診断の話をして，そこからつなげる形が自然。スクリーニングツールにはいくつかありますが，依存症手前の段階で見つけるには AUDIT が優れているでしょう。

文献

1) Krishnan KR：Psychiatric and medical comorbidities of bipolar disorder. Psychosom Med. 2005 Jan-Feb；67(1)：1-8.
2) Soldatos CR, et al：How do individuals sleep around the world? Results from a single-day survey in ten countries. Sleep Med. 2005 Jan；6(1)：5-13.
3) 廣　尚典：CAGE, AUDIT による問題飲酒の早期発見　アルコール関連障害とアルコール依存症．日本臨床．1997：55(特別号)；589-593.
4) アルコール使用障害特定テスト使用マニュアル(http://oki-kyo.jp/who-audit-jp.pdf)（2016/6/30 最終閲覧）

Q 10-2 どのように指導をすると良いですか？

A 応援する姿勢で，できることから1つずつ

　依存症そのものの治療はやはりアルコール専門医にお願いしたいところですが，その手前の状態であれば他の医療者でも対処できる範囲だと思います。Q 10-1 で述べた AUDIT（→p. 194）は依存症に至っていないレベルを検出できるため優れものので，これで 8〜19 点であれば何らかの簡易的な介入はすべきであり，20 点以上であればアルコール依存症の可能性がかなり高く（確定診断ではありません），専門医に紹介すべき段階[1]。もちろん点数がすべてではないので，10 点台でも依存症という患者さんは存在します。あくまでも臨床症状との兼ね合いで。

▶ **患者さんの"生きざま"を尊重する**

　患者さんには，AUDIT の点数が何点だったかをまず示しましょう。7点以下であれば，今よりもお酒の量を増やさないように，このまま美味しく安全に飲んでもらうことを勧めます。8〜19 点が，私たち非専門医が主に介入する患者さん。お酒が身体やこころの不調に影響を与えている可能性が高く，将来的にもお酒に足をすくわれかねないことを説明します。そして，この結果をどう思うかを患者さんに問いましょう。私たちの説明は医学的なフレームでのものであり，患者さんは患者さんなりのフレームを持っています。これを対決させては決裂の可能性が高く，必ず患者さんの思いを聞くことが大切。その時も"医学的な説明で捩じ伏せる"のはご法度です。飲酒は患者さんなりの対処行動で，例を挙げると仕事のストレスを減じるためであったり，孤独を慰めるためであったり，よく眠れるように

するためであったり，自分 1 人で何とかしようと足掻いてきた行動の 1 つなのです。その物語を無視して「減らしなさい」「やめなさい」と説得することは，暴力性がひしひしと伝わってしまうでしょう。

▶ 到達可能な目標設定を

患者さんなりの対処行動であったことは十分に認証されるべき。その上で，アルコールを減らす，もしくはやめるためにはどのように取り組んでいけば良いのか，それを話し合って行きましょう。AUDIT における到達目標は

・1 日 2 ドリンク（ビール 500 mL や日本酒 1 合）以内
・週に 2 日の休肝日

となっています[2]。一度にここまで持っていくのはハイレベルに感じる患者さんも多く，まず今日や明日にできることを探っていくのが肝腎。ノンアルコール飲料はお酒をやめた患者さんが口さみしいからという理由で始めると再飲酒の可能性があるものの，減らす過程で使用するのであればうまく働いてくれると私は思っています。

医療者　　「○○さん，目標は 1 日にビール 500 mL か日本酒 1 合なんです。休肝日も週に 2 日。これが美味しく安全にこれからも飲む秘訣なんですよ」
患者さん　「うわー，休肝日 2 日ですか…」
医療者　　「そうですね。今はビール 500 mL を 3 本で，休肝日がないですもんね」
患者さん　「うーん」
医療者　　「どうすれば良いでしょうね…」
患者さん　「うーん」
医療者　　「もちろん最初からこのレベルに行かなきゃいけないわけではなくて，少し目標を落としてみても良いですよ。ステップアップしていけば良いので」

患者さん	「そうですねぇ。休肝日ってやっぱり必要ですか？」
医療者	「そうですねぇ。○○さんって仕事は週に何日ありますか？」
患者さん	「僕ですか？ 月から土までなんで，週に6日ですね」
医療者	「もし日曜がなくて週に7日ずっと働くのが続いたら…」
患者さん	「いやあ，大変ですよそんなの」
医療者	「ですよね。肝臓も同じでしてね。人間にも休みが必要ですから，肝臓にも少し休みをあげてみてください。今の状態だと肝臓にとってブラック企業みたいなものなので」
患者さん	「あー，そうですね。言われてみると」
医療者	「じゃあ，まず休肝日をつくるところから始めましょうか？」
患者さん	「そうですね，そうします。あ，ノンアルコールビールって飲んでも良いですか？」
医療者	「どうぞどうぞ。休肝日はノンアルコールビールにしたり，500 mLを3本飲んでいるのを1本ノンアルコールにしたりとかでもOKです」
患者さん	「分かりました。何とかやってみます」
医療者	「できるところから1つひとつやっていきましょう。失敗する時もあるかもしれませんけど，やろう！ って思ったことが一歩前進ですよ」
患者さん	「そうですね」
医療者	「今日来てくれたのを良いきっかけにしてやっていきましょう」

　達成可能なところを擦り合わせて，あとは患者さんが失敗してもモチベーションが下がらないように医療者は応援しましょう。休肝日については上記のような例えを使ってみても悪くはないかと思っています。

　地に足をつけた方法で，"お酒との良い付き合い"を目指します。お酒が人生の楽しみという人もいるので，その楽しみを楽しみのままでいられるようにお酒の量を考えてもらいたいところ。アルコール依存症に入り込んだ患者さんであればこのような簡単な行動介入はうまく行かないことがほとんどなのですが，その一歩手前であれば成功率は高いです[3]。ただ，妊娠していたり授乳していたり，またアルコールとケンカをする薬剤を服用

している，治療が必要そうな精神症状があるのなら，飲酒そのものをやめるようにしてもらいます。精神症状については，患者さんに日常生活の"養生"が治療の最も重要な基盤であり，薬剤はあくまで脇役であると説明をします。特に軽症であればあるほど，その養生の占める割合が高くなってくるでしょう。

> **Take Home Message**　医学的な説明を押し付けるのみでは指導は指導になりません。患者さんのこれまでの対処行動という"頑張り"をまずは認めるところから。その上で，達成目標に向けて小さなステップを重ねて行きましょう。

文献
1) アルコール使用障害特定テスト使用マニュアル（http://oki-kyo.jp/who-audit-jp.pdf）（2016/6/30 最終閲覧）
2) 危険・有害な飲酒への簡易介入：プライマリケアにおける使用マニュアル（http://oki-kyo.jp/who-bi-jp_20120215.pdf）（2016/6/30 最終閲覧）
3) Jonas DE, et al：Behavioral counseling after screening for alcohol misuse in primary care：a systematic review and meta-analysis for the U. S. Preventive Services Task Force. Ann Intern Med. 2012 Nov 6；157(9)：645-654.

COLUMN 16 　診察室の雰囲気

　雰囲気というのは結構大事なもので，当然のことながら患者さんができるだけ話しやすくなるように心がけます。ただし，雰囲気といっても診察室の内装にこだわることでは決してありません。医療者の格好や表情，そして声など，目に見えるところと見えないところの両方に気を遣ってみましょう。声については言葉の vocal 性とも言われていますが，声色，高さ，強さ，速さ，抑揚の付け方など，細かいところに配慮してみると良いでしょう。診察ではこの3点"verbal・non-verbal・vocal"に気をつけて，言葉に治療を乗せるような感覚が大事かなと思います。

　他には椅子も。気にするのは，高さや患者さんの椅子との距離。私はいつも患者さんの椅子よりも自分の椅子を少し低めに設定していますが，ちょっと押しの強い患者さんや荒々しい患者さんの場合は高めにしています。それがどのくらい意味を持つかは分かりませんが，診察前の心構えとして（チャップリンの『独裁者』では，椅子の高さを競う場面がありましたね）。実際の距離も，境界性パーソナリティ障害患者さんであればやはり少し離しています。

　あと，医療者のみなさんは，ぜひ一度ですね，患者さんの椅子に座って同期や仲間の診療を受けるフリをしてみると良いと思います。いつも座っている椅子とは異なる風景が見えてきますよ。私は研修医の時，救急外来で実際にベッドに寝てみたんですが，同期に覗き込まれるのが結構怖かったです。そして，見えないところでカタカタとカルテを打っている音が聞こえ，看護師さんと医師が何やらお話をしているのも感じます。天井を見上げているだけというのも怖いもんですよ，意外と。他者の目線の高さや今何がどうなっているのかっていうのは大事なんだなと改めてその時に感じました。もちろん，しばらくしたら「先生，邪魔だからどいて」と看護師さんに怒られましたが…。

Q 10-3 アルコール依存症の患者さんに優しくなれません…

A アルコールに頼らざるを得なかった人生を考えてみましょう

　どこから"アルコール依存症"と呼ぶ状態になるのか。それは飲酒を自分自身でコントロールできなくなり，飲酒"に"コントロールされるようになってしまっているところからでしょう。ただ，それは生きる上で味わう苦痛を1人の力で"コントロールしよう"という思いが端緒なのかもしれません。アルコールにコントロールされることが，苦痛をコントロールする方法にもなっているという，ちょっと入り組んだ状態。しかし「何はともあれお酒」になってしまい，長期的な視点では生活や健康に障害が出てしまっています。

▶ 依存症の背景にあるつらさや悲しさ

　アルコール依存症は"否認の病"とも言われています。「私は依存症じゃありません」「お酒で問題なんて起こしたことないですよ」と，家族や周りが困り果てているにもかかわらず平気で嘘をつく様子に，医療者は怒りすら覚えます。恥ずかしながら，私は「自分で勝手に依存症になって周りに迷惑かけて，トンデモない人たちだな…」と思っていた時期が結構長くありました…。しかし彼らに関わっていると，かなりの不遇を何とか生き抜いてきた事実が多く，**他人に助けを求められなかったがゆえの悲しい現在**が浮かび上がってきました。1人の患者さんは幼少期から親やその周囲にお酒を強制的に飲まされて，酔った状態で性的虐待を受けてきました。また別の患者さんは，母親が早期に離婚しいつも違う男性と遊び歩いている状態で面倒を見てもらえず「昔から私は1人で生きてきた」と語りました。

しかも，こういった凄惨な人生を患者さんはあまり語りません（語るのもつらいのでしょう）。私たちが接している依存症患者さんの中には，このように"ゆとり"のない"あわい"の中で人生を歩んできた，歩まざるを得なかった人たちが数多くいるのだと思います。現病歴だけでは語りきれないつらさが折り重なっているのでしょう。

　私がアルコール依存症の患者さんについて自分自身が持っていた誤解に気づいたきっかけがあります。以前に勤めていた病院は，アルコール依存症の外来/入院治療に関わっている医療者が多くいました。私が担当していたレビー小体型認知症の患者さんが入院した時，その患者さんは環境に慣れないこともあり病棟内を歩きまわり，幻視により見えない誰かと対話をしている状況が続いていました。その時に患者さんに根気強く話しかけて同じテーブルの隣に座って安心させようとしてくれたのが，他ならぬアルコール依存症で入院していた患者さんたちだったのです。私の患者さんはそれが最も大きな治療となり，病棟内で静かにニコニコと過ごせるようになりました。彼らは，自分自身が必要とされている役割ができれば，"あわい"が柔らかになれば，とても"素敵な人"なのです。このような出来事を通じて私は自分の無知を恥じ，依存症の患者さんの背景を勉強するようにしました。

　アルコールに限りませんが，依存症というのは孤立した時にすがるのが人とのつながりになれなかった寂しい結果なのだと思います。これまでの生活で人に対する怖さや不信ができており，他人は自分を裏切る存在になっています。過去の外傷体験を深く聞く必要はありませんが，「死なずに何とか生きるために選んだお酒で，これまでを乗り切って来たのだろうな…」という気持ちを医療者が持つことが大切です。治療の根幹も，彼らが少しでも安心できる"あわい"をつくろうと医療者がこころがけることになります。まずは通院してもらうところから，そして今の生活の"あわい"をほぐしていけるように，せめて診察室は希望と信頼を少しずつ育んでいくような環境であるべきなのでしょう。その視線を保てるのであれば，依存症は"否認の病"ではなく，実は"対人希求の病" "つながりを渇望する病"なのだと感じられるでしょう。そして，お酒を手放すということは，自分が今まですがっていたものがなくなることと等価だということも忘れては

なりません。その不安を念頭に，人を信じて生きていけるように医療者は支えていく必要があるのだと思います。

▶ 専門医への紹介時に注意したいこと

　しかし，そうは言っても依存症の治療はとても難しく，断酒に辿り着くのも大変で，いったん断酒できても多くが再飲酒に走ってしまいます。中途半端に介入するよりはしっかりとプロにお願いした方が良さそう。例えばAUDITが8〜19点で私たちが行動介入を行っていても，目標を達成できずに状態が悪化する時はもちろんあります。その時は飲酒のコントロールができなくなりつつある可能性を正直にお伝えしましょう。そして，アルコール依存症治療を専門的に行っている病院に紹介しますが，その際も患者さんから「見捨てられた…」と思われないことが何よりも重要。彼らは人間不信を根底に持っていることも多く，人との出会いや別れにとても敏感。節目に失敗すると，紹介先の病院につながらない，もしくはつながっても医療者に対して強い敵意を向けることが多く見られ，成功への事前確率が低くなります。患者さんの身体とこころと生活が心配なのだと前置きし，お酒の部分について専門的な治療が必要か専門家の意見を一度聞いてみたいとお伝えしましょう。その時，完全にこちらとの手を切ることはせず，何かあればいつでも受診をしてもらうようにと添えておきます。「うちじゃ診られないから専門施設に行って」と言うだけでは，患者さんは孤立の人生の繰り返しを感じて絶望するかもしれません。精神科以外であれば「身体については引き続きこちらで診ます」と告げるのが適切なのだと思います。そして，両方に患者さんが通院することになったら，しっかりと紹介先の精神科と連絡を取り合った方が良いでしょう。2人の医療者間で意見が異なっていたら，患者さんは途端に不信を強めます。足並みを揃えて慎重に。

　ちなみに，アルコール以外の薬剤（ドラッグや処方薬を含めた幅広い"薬剤"）の乱用や依存症があるかは，以下の2質問法を行ってみると良いのではないかと言われています[1]。まずはこのように問います。

How many days in the past 12 months have you used drugs other than alcohol?
(この12カ月で，アルコール以外の薬剤を使ったことがありますか？ あれば何日くらいですか？)

　7日以上の使用に該当すればpositiveとし，次の質問に移ります．

How many days in the past 12 months have you used drugs more than you meant to?
(この12カ月で，思っていたよりも多くその薬剤を使ったことがありますか？ あれば何日くらいですか？)

　2日以上の使用に該当すればpositiveとします．2つの質問ともにpositiveであれば，薬剤関連障害に対する感度と特異度がともに90％以上と報告されています．患者さんに問う時は，この"drug"の定義を明確にしてからが良いでしょう．

> **Take Home Message**
> アルコール依存症の患者さんには，生きていく際のつらさを1人で抱え込み，何とか対処しようと頑張ってきた人たちが多くいます．他者を信頼できずにこれまで孤独に生きてきた人生を，医療者は考えておく必要があるでしょう．

文献
1) Tiet QQ, et al：Screen of Drug Use：Diagnostic Accuracy of a New Brief Tool for Primary Care. JAMA Intern Med. 2015 Aug；175(8)：1371-1377.

第11章

摂食障害

Q 11-1 摂食障害は外来でもやっていけますか？

A 重症では難しいかもしれません…

　摂食障害，中でも神経性やせ症はとても治療が難しく自殺率も高いとされ，精神疾患の中でもかなりの大物です．私がレジデントとして過ごした名古屋大学医学部附属病院精神科では，BMIが9や10などの重症患者さんの入院治療を行っていますが，重症過ぎて良くなるイメージが全く持てませんでした…．患者さんの"頑なさ"に太刀打ちできない日々が続き，苦手意識ばかりが強くなり今に至ります．この章では神経性やせ症を話題にして進めましょう．ただし，私は神経性やせ症の治療が得意なわけではなく，治療経験そのものも多くはないことを前もって白状しておきます．

▶ 体重はコントロールできる…はず？

　体重は自分自身の努力である程度コントロールができるため，生活を送る中でとても苦しくなり何を頑張っても八方塞がりになった時，努力が数字となって表れる体重にしがみつく人がいます．「体重は私を裏切らない．食べなかったらその分だけ結果になって返ってくる」と患者さんは考えます．やせることだけが自分自身を認めてくれるとも言えるでしょうか．そこから疾患までは遠くありません．一方で，ただ「キレイになりたいから」という理由で無茶な食事制限をする人たちもいます．前者は自分の頑張りが結果に反映されるためそれを続け，後者は体重が減って嬉しくなりさらにやせようとます．しかし，両者ともコントロールできる"はず"の体重にいつの間にかとらわれてしまい，神経性やせ症に陥っていくのです．

▶ 神経性やせ症の典型的なパターン

　この疾患の患者さんは，判で押したように"頑な，強迫的，衝動性が高い，自己中心的，ボディイメージの強い歪み"という傾向があります。幼少期の体験や思春期心性などにその原因を求めがちですが，実は低栄養そのものによって脳の機能異常が生じ，それが患者さんたちの特性に関係しているのではないかと言われています。有名なミネソタ飢餓実験がその傍証でしょう[1]。これは 1944〜45 年にかけて行われたのですが，健常男性に 6 カ月間食事制限を行い，その後 3 カ月間で通常の食事に戻すリハビリをし，最後の 3 カ月で食事制限を解除して観察したという，かなり大胆な試験。健常男性の体重を食事制限によって強制的に落としたところ，何と彼らは神経性やせ症の患者さんと同じような心理行動を示したのです。食習慣が変化したり盗食も見られたり，さまざまな物（がらくた含め）を買いだめしたりなどもありました。そして，食事を元に戻すと多くの被験者が過食嘔吐に転じて，入院治療を要することもあったのです。過食に収拾がついたのはなんと食事制限解除をして 8 カ月も経ってから。精神状態の変化も同じく認められ，自傷行為，無気力，万引き，抑うつ，イライラなど…。精神科に入院する被験者もいたそうです。これを考えると，神経性やせ症の患者さんも飢餓による修飾が加わることで，"頑な，強迫的，衝動性が高い，自己中心的，ボディイメージの強い歪み"となった可能性も高いと思います。しかもその修飾は遷延しがち。回復した人もいる一方，順調な人生を犠牲にしなければならない人もいたというのは覚えておくべきでしょう。前者においては実際に，低体重の時に"パーソナリティ障害の合併"と思われていた患者さんが体重回復後はその診断を満たさなくなっていたという報告もあります[2]。

　以上から，神経性やせ症の患者さんの傾向はご家族の育て方や本人の性格が原因だとは決して断定できません。万引きや体重回復後の生き方など"摂食障害の中核群"に見られるとする所見も，ミネソタ飢餓実験によって誰にでも生じうることが分かっています。確かに神経性やせ症のご家族はちょっと医療者が何か言いたくなるようなことも多いのですが，それは患者さんの症状に慌てふためき，無力さや絶望や憤りを感じ，どうしたら良いのか分からないままご家族なりに対処してきた事後的な姿なのかもしれ

ません。患者さんの性格やご家族の対処のどちらが原因かと犯人探しをするのは不毛です。彼らの"あわい"から形作られてきたと考えるのが自然。

▶ 外来と入院の線引き

　そんな神経性やせ症の患者さんを外来で診るのは，綱渡りの不安感を医療者に抱かせます。よって，入院となる基準を患者さんと話し合っておく，つまりは外来でやっていける"枠"を共有しておくことが大切。その1つはやはり体重になります。前述のようにやせそのものが脳機能の異常を来たすため（実際に脳も萎縮します），ある程度の体重がなければ"とらわれ"はとても強固になってしまい，認知行動療法にしても対人関係療法にしても効果が乏しくなります。そして，標準体重の55％以下では重篤な身体合併症のリスクが跳ね上がり，65％以下では思考力の低下が見られます[3]。身長150〜160 cmでは標準体重の55％が約27〜30 kg，標準体重の65％が約32〜36 kgとなるため，入院適応の体重を30〜35 kg辺りと考えて治療を開始するのが1つの目安だと思います。この他には，血液検査の状態。電解質異常が起こりやすく，特にKやPが下がりがちなので，定期的に確認して低下していくのならやはり入院を考えるべき。低血糖，不整脈，感染症，心不全，腎不全なども知らぬ間に進んでいることがあり，身体への目配りも欠かせません。他のどんな精神疾患よりも身体への注目を必要とすることも，神経性やせ症の特殊性を際立たせます。

　また，鑑別も重要です。「やせている」「食べない」と聞いただけで"神経性やせ症"と診断してしまう医療者がいるため，丁寧に診ていく必要があります。実は統合失調症の被毒妄想，嘔吐恐怖症，自閉スペクトラム症の不安への対処行動や感覚過敏による偏食，境界性パーソナリティ障害の行動化の一部などなど，さまざまな精神疾患が考えられます。もちろん甲状腺機能亢進症や食道アカラシアなどの身体疾患も考慮せねばなりません。他疾患を除外して"神経性やせ症"と診断した場合，本人から聞いた"やせ"にまつわるお話や現在に至るまでの状況と今ここにいる患者さんの状態などを鑑みて「まぁ確かに無理もないかな」と自然に思えるようであれば，外来で診られるかもしれません。でも，患者さんが「ただダイエットしてちょっとやせすぎただけです」「病気じゃないしやせてなんかいません」と

言っているにもかかわらず，体重が30 kgであり検査値も崩れていれば，患者さんの話をなかなかすんなりと了解できずどこかしら"断絶"を感じます。重症の神経性やせ症は飢餓による脳機能の異常も相まって"やせること"へのとらわれが異様に強く，時として妄想的ですらあり，それがこの触れ合えなさを産むのかもしれません。かつ，やせるための行動は生命をかけているのではないかと思われるほど鬼気迫るもので，**神経性やせ症は"行動の病"と言っても良いほど**。それがひしひしと伝わってくるのであれば，とても治療は難しいと感じています。

> **Take Home Message** 神経性やせ症は"やせ"にとらわれ，脳機能も飢餓により異常を来たしてしまいます。"やせ"への信念や行動が強固であり体重も著しく低いのであれば，外来では難しいかもしれません。他疾患の鑑別も行い，血液検査もフォローしましょう。

文献

1) Taylor HL, et al：Adaptation to caloric restriction. Science. 1950 Aug 25；112(2904)：215-218.
2) Tomotake M, et al：Personality profiles in patients with eating disorders. J Med Invest. 2002 Aug；49(3-4)：87-96.
3) 石川俊男，他：摂食障害の診断と治療—ガイドライン2005．マイライフ社，2005．

Q 11-2 初診ではどのように話をすると良いですか？

A 高圧的にならないように，食以外の生活を絡めながら治療に誘ってみましょう

　神経性やせ症と診断して患者さんに告げる時，言い方によっては二度と外来を受診しなくなり，医療不信を強めていってしまうこともあります。患者さんは"食べること"についてのお説教と感じると拒否的になるため，医学的に必要なことはお話ししますが「食べないとダメだから食べなさい」というニュアンスを持たれないようにすることがまずは重要。

▶ 身体の状態をチェックしながら生活状況の確認へ

　最初に現在の身体の状況を，血液検査の結果（すぐに返ってくるのなら）を交えてお伝えしてみます。食べられなくなって体重が落ちていること，血液検査の結果が乱れていればその説明をし，どの程度になると身体的に危険な状態になるかを丁寧に急がずお話を。この時に入院適応のラインを入れてみますが，入院も身体の危機回避のために行うと強調しておくのが無難だと思います。低体重では思考力や記憶力が落ちているため，紙に書いて進めた方が良いでしょう。そこから，脈をとってみます。明らかな徐脈でなくとも 60/分を切っているようなら「ちょっとゆっくりだね」とポツリと話し，その流れで少し手に触れてみます。大抵は冷えを感じるので，「随分と手が冷たいけど，家では冷えに困ってないかな？」と言ってみます。

　ここで"家"という単語を出してから，続いて現在の生活について聞いていきます。疲れやだるさを感じていないか，髪の毛は抜けやすくなっていないか，生理はあるか，便秘になっていないか，などなど。聞いていくと

1つくらいはヒットするので，そうしたら「栄養が少ないと，身体は"省エネ"モードになるんですよ」と解説をし，続いて「ただ，省エネモードは長く続くとちょっと不都合なことが起きるんです」と前置きしながら，「身体の中で1番エネルギーを使うのが脳なんだけれども，省エネだと実は脳がうまく働かなくなってしまいます」とし，眠りづらくなること，不安やイライラや億劫さが出てくることなどを挙げます。

▶「原因は不明」というスタンス

やせについては，「身体がここまで追い込まれるくらいにやせることの原因ですけど，例えば気軽に始めたダイエットから抜け出せなくなったり，お友達とか人間関係でギクシャクしたりとかもありますが，根本的なところは正確には分かっていないんです」と，あくまでも原因は不明とした方が良いでしょう。性格やご家族に原因があるとするのを避けるためです。「原因は分からないんですが，やせてきて一線を越えると，さっき言ったように脳がうまく働かなくなります。実際に脳もやせてしまって，そうするとみんな"やせること"と"食事"にこころがとらわれてしまうんです」とお伝えしてみます 図11-1 。

「この"とらわれ"はとっても強いんですけど，脳がやせてくるとみんなが経験すること。私は◯◯さんがこの"とらわれ"に実は苦しんでいるんじゃないかなと思っています。そこに一緒に取り組んで行きたいんです」

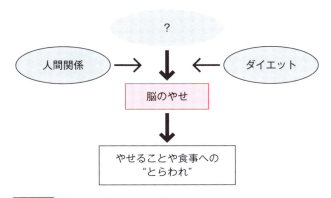

図11-1 "とらわれ"のメカニズム

と言ってみます．合意が得られたら，いつもの"生活の彩り"についてお話ししてみましょう．"とらわれ"によって生活が"やせること""食事"の一色になっており，否が応でも注目せざるを得なくなっていること，その気持ちは否定せずにそのまま受け止めるようにして，他の色合いを増やしていくことでその注目度合いは相対的に低くなっていき，こころに"ゆとり"が出てきて結果的に"とらわれ"が薄まっていくこと，などを分かりやすいようにお伝えしてみます．これにプラスして，「今は嫌だなぁと思うかもしれないけど，やっぱり食べることも大事．脳がこれ以上やせると"とらわれ"もどんどん強くなるので，脳に栄養をあげる意味でも，ほんのちょっとの頑張りが必要になります」と添えてみます．

▶「見捨てられた」と思わせないために

　ここで，「○○さん，ひょっとして"食べなきゃいけない気持ち"と"食べるのが怖い気持ち"の両方があってつらく思う時はありませんか？」と，葛藤を患者さん自身が認識しているか聞いてみましょう．ここも重要なポイント．最初からこれを肯定するのは少ないのですが，肯定してくれたら「その気持ちも大切で，両方あるのは自然なことですよ．急ぐ必要はないので，ゆっくりとね」とお伝えします．否定されたら「そうなんだね．でもひょっとしたら"とらわれ"が強いかもしれないから，ちょっと覚えておいてね」くらいで退いておきましょう．次項（Q 11-3）でもこの葛藤は出てきます．

　精神科以外の医療者が精神科にお任せしたいと思う時も，"精神科に丸投げして患者さんを見捨てる"と思われないように努める必要があるでしょう．患者さんの健康と人生のためにも専門家の意見をしっかりと聞いてみたいこと，そして身体の面では引き続き診るということをお話しします．"引き続き診る"という強調が，患者さんを見捨てない一言になると思われます．その際は，紹介先の精神科と意見の齟齬が生じないようにきちんと協調を．

> **Take Home Message** 治療導入については，体重や食事のことばかりではなく，脳の"とらわれ"を緩和するために視点を生活に向けてそこを豊かにしていくともお話ししましょう。いずれにしても，ゆっくりと丁寧に，患者さんと理解を共有できるような説明にするのがポイントです。

COLUMN 17 受容と強要

　どんな疾患であれ，医療者は患者さんに"受容"を求めます。「受容できればもっと楽な生活が待っているんだ！」と思っています。がんの患者さんが亡くなる時も，どこか「死を受け入れて，みんなに囲まれて安らかに旅立っていくことが理想」とイメージしています。

　しかし，生き方，そして死に方というのはその人固有のもののはず。「受容した方が良い」「受容すべきだ」というのは，固有を溶かして鋳型に流し込むような行為だと感じるのです。受容して生き，そして死ぬ人もいるでしょう。しかし，最後まで病気と闘い抜いて死んでいくのもその人の生き様であり，死に様でもあります。安らかな死だけが唯一の正解ではありません。もがいて何としてでも生きようとして，その果てに力尽きるのもまた1つの姿なのです。何でも受容させようとするのは，医療者の暴力・強要なのかもしれない，と少し思ってみましょう。そうすると患者さんを見る眼の緊張が少し緩んでくれるかもしれませんし，自分たちの支援の届いていないところが見えてくるかもしれません。

　患者さんに受容を求めるのは，「無難な医療したいから」「苦しむのを見たくないから」という医療者の隠れた思いを患者さんに押し付けることの表れになっていませんか？　常に自問してみましょう。新しい視点を開くために。

Q 11-3 軽症での治療ポイントは何ですか？

A "生活の彩り"を豊かにし，"治りたい自分"に気づいてもらうことです，たぶん

　実際に患者さんをどう治療するかは，医療者によってスタンスはかなり異なると思います。神経性やせ症の患者さんは現在の生活を何とかやっていくために"やせ"を発動させているとも考えられるため，私はその症状自体をすぐに取り払おうとはしていません。海で溺れて浮き輪にしがみついている人から浮き輪を奪ってしまうのはより大きな恐怖に突き落とすことになりますし，患者さんは奪われることに強固に抵抗するでしょう。それが治療を非常に複雑で悲惨なものとしてしまうかもしれません。特にビギナーであればそれはなおさら。外来でやっていく体重をキープできているのであれば，毎回の診察から"やせ"にまつわる内容をあえて外して，恒例ですが"生活の彩り"を増やすような話題としてみます。やせそのものを扱ってもあまり有益ではないと感じており，それよりは日常生活や社会生活での孤立を緩和して"あわい"を"ゆとり"あるものとしていく方向に。診察とは，症状を挟んだこれまでの対決的な"あわい"の再演とは違うものとする必要があるでしょう。生活に彩りが出るということは，健全な自尊心や安心感を持つことにつながります。そして，そこからさまざまな視点を得ることができ，病のみにとらわれていた頃とは違う生き方ができるようになるでしょう。

▶ "食べたい自分"と"食べたくない自分"

　もちろん症状のことを一切不問にするわけではありません。再掲ではあ

りますが，症状を扱う時も軽症患者さんの持つ葛藤を活用します。"治りたくない（食べたくない）自分"と"治りたい（食べたい）自分"があるのではないかと聞いてみると良いでしょう。最初は否定することも多いのですが，症状を外す診察を重ねていくうちに，大抵は少しずつ語ってくれます。

医療者　「○○さん，ひょっとしたら"やせていたい自分"と"食べて健康になりたい自分"の２つのこころがあるんじゃないかしら」

患者さん　「うーん…，そう，ですね。でも"食べたい自分"はほんのちょっとだけ」

医療者　「ゼロじゃないのがすごいことだと思いますよ。ちょっとあるんだもの。前はそういうのがなかったかしら」

患者さん　「なかったっていうか…，認めたくなかったかな」

医療者　「そうでしたか。認めたくなかったけど，今はちょっと認められるようになった」

患者さん　「そんな感じ」

医療者　「良いですね。ただ，無理に認めなきゃと思う必要はないかもしれません。ちょっと認めたなというその気持ちの"芽生え"が大切だと思います」

このように，少し"治りたい自分"が姿を現し始めたことを言語化してもらいます。その時に一気呵成に攻め立てるのではなく，まずはその芽生えを大事にしてもらう雰囲気を出しましょう。それを慈しんで育てる"ゆとり"を持てるような"あわい"にすることに，医療者は努めるのです。芽というのはとても弱々しい存在であり，それを成長させようと無理に引っ張ったら，抜けてしまいます。そうではなく，水や肥料によって"育む"という気持ちが重要なのです。それを折に触れてお伝えしてみてはいかがでしょうか。症状も「完治を絶対目指すぞ！」よりは"食べられなかったり吐いたりする時はたまにあるけれども，他の人と一緒に日常生活や社会生活を送っていけるような生き方"のレベルをまず目標にすると良いかもしれません。人生は"おかげさま"であり"おたがいさま"です。必要な時に他人を助け，必要な時に他人に助けられる，そんな生き方が真の"自立"なので

しょう。急がなくても良いので，そこをゆくゆくは患者さんに実感してもらいたいと思いながら診察しています。

▶ "やせ"を手放すためにできること

　緊張がほぐれてきて体重は増えたり減ったりしながらも"彩り"が少し顔を出してくる時，つまりはその先にやせを手放す下地ができてきた時期は，患者さんの症状が派手に見えることがあります。ご家族(特に母親)や医療者への攻撃性や依存性が高まり，過食に転じる患者さんもいます。一見すると悪くなったのではと思ってしまいますが，唯一すがっていた症状から離れるのは，強い不安感や自分が変わってしまうのではという恐怖を産みます。その対処として患者さんは他の行動化を据えると考えられます。そこを経て，生活の中での不安や葛藤などを行動ではなく言葉で表せるようになっていくのが目標であり，このような経過をたどるであろうことは，患者さんと特にご家族に予め知っておいてもらう必要があります。目の前の症状にご家族が揺れると，患者さんも共振してしまい，先の見通しがどちらもできなくなってしまうという危惧があります。そこで，私はいくつか本を読んでもらうことにしています[1,2]。外来では時間が少ないため，本という教材を使って診察時間以外をも有効活用すべし。もちろん医療者は事前に眼を通しておくこと。患者さんが"やせ"をそっと手放せるようになるまでの過程には，みんなが協力して取り組むという姿勢がとても大事になります。

▶ 薬はあくまでサポート

　薬剤は思うような効果が出ません。オランザピンは多用されますが，クエチアピンやリスペリドンも含めて体重増加に寄与しなかったというメタ解析があります[3,4]。ただ，表現型は神経性やせ症であっても他の精神疾患の症状としての発症ということもあり得るため，その精神疾患によっては効果を示すかもしれません。症例報告レベルですが，少量のアリピプラゾールが体重増加や精神症状の改善に結びついたというものもあります[5,6]。ただし，薬剤を主戦力にすると患者さんが「これで過食になった」「治らないのはこれのせい」「薬で全部何とかなるんでしょう」と思う時があ

ります。主体は患者さん自身であり，薬剤はあくまでもサポート程度という役割を共有しておくことが望ましいでしょう。

> **Take Home Message**
> 外来では，日常生活や社会生活での"あわい"を大切にし，"彩り"を話題とします。そして，"治りたい自分"を意識してもらいましょう。本人やご家族の揺れを最小限にするため，疾患のたどる経過予想は予め伝えておくことが望ましいです。薬剤は効果が限定的であり，大きな期待はしない方が良いでしょう。

文献

1) 水島広子：拒食症・過食症を対人関係療法で治す．紀伊國屋書店，2007．
2) 伊藤順一郎：家族で支える摂食障害．保健同人社，2005．
3) Dold M, et al：Second-Generation Antipsychotic Drugs in Anorexia Nervosa：A Meta-Analysis of Randomized Controlled Trials. Psychother Psychosom. 2015 Feb 21；84(2)：110-116.
4) Kishi T, et al：Are antipsychotics effective for the treatment of anorexia nervosa? Results from a systematic review and meta-analysis. J Clin Psychiatry. 2012 Jun；73(6)：e757-766.
5) Trunko ME, et al：Aripiprazole in anorexia nervosa and low-weight bulimia nervosa：case reports. Int J Eat Disord. 2011 Apr；44(3)：269-275.
6) Frank GK：Aripiprazole, a partial dopamine agonist to improve adolescent anorexia nervosa-A case series. Int J Eat Disord. 2016 May；49(5)：529-533.

Q 11-4 患者さんの状態が一進一退で膠着状態です…

A 目の前の目標と人生の目標を考えてみましょう

　いくら軽症といえども，神経性やせ症は改善しやすいわけではありません。外来で診てはいるものの体重が増えず，治療も停滞気味になりがち。患者さんは前述の Q 11-3（→p. 214）のような"治りたい自分""治りたくない自分"の 2 つを持っており，その間で苦しんでいることが想定されます。確かに良くはなりたい，でも症状が改善するということは今までの自分を手放して社会に飛び込んでいくことをも意味します。自分自身がそこで傷ついていくことに強い恐怖を抱いているかもしれません。

▶ 良くなった自分を思い描いてもらう

　そういう時は，その恐怖があるというのを受け止めた上で，目の前の生活を豊かにするためにはどうすると良いか，そして，将来的にどうなりたいか，というのを話題にしてみるのも方法です。

患者さん	「良くなりたい気持ちもあるけど，ちょっと怖い気持ちもあるかな…」
医療者	「怖い気持ち」
患者さん	「良くなったら，今の私じゃなくなるし」
医療者	「良くなって世間に出て行くのが怖いかしら」
患者さん	「…うん。自信ないし」
医療者	「確かに，今の状態で社会に出るのはすごく怖いことだと思う。自信がないっていうのも自然なことでしょう」

患者さん	「…どうしたら良いかな」
医療者	「○○さんは，どうしたい？」
患者さん	「…分かんない」
医療者	「今の生活から変わりたいという思いもある」
患者さん	「うん」
医療者	「ちょっと想像力を働かせてほしいんだけど，もし，今悩んでいる症状や怖い気持ちが今日寝ているうちにパッと消えたとしますよ。もちろん○○さんがそのことを知らないまま朝になるんだけど，それに気づくのはどんな時だろう？」
患者さん	「うーん。起きた時かな。身体が軽くって，いつもは着替えないけど着替えもできて…」
医療者	「身体が軽くて着替えもできて。それで気づく感じ？」
患者さん	「うん。たぶんそう」
医療者	「なるほど，そっか。その流れで，症状がなくなったその日はどう過ごすだろう？」
患者さん	「んー，朝ご飯も美味しく食べられる。ちょっと散歩なんか行ったり，お皿洗ったりとか？」
医療者	「おー。良いですね」
患者さん	「お昼は軽く済ませるかな。そして，お母さんと晩ごはんの買い物に行って，料理して」
医療者	「お買い物も」
患者さん	「夜だって普通に食べて，その後は，あ，前は写真撮ってたからそれもしたい。ずっとしてなかったなぁ…」
医療者	「写真が趣味？」
患者さん	「うん。カメラはまだあるよ」
医療者	「そうか。○○さん，ほんわかした日常を送りたいんですねぇ」
患者さん	「…うん。そうだね。そうなりたい」

　"良くなったら，まず日常生活をどうしたいか"というのを聞いてみると良いでしょう。先の目標は時として現実的ではないことがあるため，地に足をつける意味でもまずは**今この生活でどうなりたいか**。聞き方には工夫

が必要で，普通に「どうしたいの？」と聞いても答えは「分からない」で止まってしまいます。よって，私は症状がなくなったと仮定した時の1日の過ごし方をイメージしてもらっています（もし奇跡が起きたらどうなるかを問うて解決後の状態を想像してもらうミラクルクエスチョンという，ブリーフセラピーの技法を参考にして）。少し時間はかかりますし上の例のようにスラスラでてくることはとても少ないのですが，うまくガイドしながら想像を膨らませてもらうと，多くの患者さんが本当にささやかだけれどもゆとりのある日常を送りたいと答えてくれます。こんな小さなことを夢見ているのかと可愛らしくもなり，でもそれに手が届いていないのかと哀しくもなります。

▶ 思い描いた日常を送るための第一歩

　上記のような進め方で得られた望む日常を，まず送れるようにしてみようと患者さんと話し合います。具体的な行動は患者さんの言葉に析出してきているため，それを実際に少しずつトライしてもらいます（上の例ではお皿を洗う，写真を撮るなど）。その中の1つでも行えたら上出来であり，失敗しても目標がつくられただけで大きな進歩なのです。漠然としていた治療が，霧が晴れたように具体性を帯びてくるでしょう。ただ，医療者は焦らずじっくりと。患者さんが焦るのは当然でありその気持ちも大事にしますが，医療者は落ち着くこと。

　トライを重ねている時に，将来の展望についてもちょっとした例えを用いて聞いてみます。

医療者	「○○さん，ちょっとイメージして欲しいんですけど，身体が良くなってから5年後の○○さんって何をしているだろう？」
患者さん	「え，5年後ですか？」
医療者	「そう」
患者さん	「んー，そうだなぁ。5年後…。スタバでバイトとか？」
医療者	「お，スタバでバイト。スタバが好き？」
患者さん	「うん。あの雰囲気が好き。ずっと行ってないけど」
医療者	「そっか。5年後はスタバね。良いですね，とっても」

患者さん	「うん」
医療者	「じゃあ,その5年後の○○さんが今ここに来て,ここの○○さんに何かアドバイスをするとしたら何があるだろう?」
患者さん	「うーん…。ほどほどに頑張れって言うかな(笑)」
医療者	「ほどほど。その感覚良いですね。貴重な未来からのアドバイス」
患者さん	「うん」

　未来の患者さんをイメージしてもらうことは,人生の価値や目標の原石にもなります。そして,未来からのメッセージを考えてもらうのも,患者さんが今をどう感じているかを知るヒント。ただ,この質問は日常生活の質問が終わって小さな行動を積み重ねている時になされるべきでしょう。先に未来のことを問うても,患者さんはそこまで考えが及ばないのではと思います。そして,この2つの質問自体が"外来である程度は安定して診察が続いている"ことが前提になります。体重が低すぎたり"あわい"が緊迫したりしている時は,イメージそのものが難しく患者さんの負担になるかもしれません。

> **Take Home Message**　外来診療が少し停滞している時は,患者さんに目の前の目標と人生の目標を考えてもらうように質問をしてみましょう。それに向けて,具体的な行動を1つひとつトライしてみるように促してみると場が動くかもしれません。

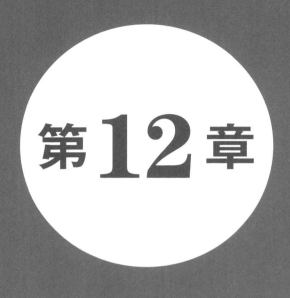

第12章

パーソナリティ障害

Q 12-1 そもそもパーソナリティ障害ってどういう疾患ですか？

A　まずDSMの定義を見てみましょう

　パーソナリティ障害，特にこの章では境界性パーソナリティ障害を話題としますが，この診断はかなり難しいと言わざるを得ません。

▶ **いつから障害があるか**

　まずは，パーソナリティ障害そのものがどういうものかを見てみることにします。DSMを覗いてみると…

遅くとも青年期(または成人期早期)から存在する，認知/感情性/対人関係機能/衝動制御の2つ以上が持続的なパターンを示すこと

となっています[1]。これを詳しく眺めてみますが，前半の"遅くとも青年期(または成人期早期)から存在する"から考えてみましょう。この時期に存在していることが"パーソナリティ"が障害されていると判断するためには欠かせません。例えば，54歳男性が家族に暴力を振るい，職場ではとても横柄な態度となり，お店では万引きをしたり店員さんにイチャモンをつけたり…，となった場合，この横断的な面をとらえて「あ！　この患者さんはパーソナリティ障害だ！」とはなりません。大事なのは，"遅くとも青年期(または成人期早期)から存在する"かどうか。診察室にて

ご家族　「昔はこんな人じゃなかったんです…。この1〜2年で段々と短気というか何というか…」

医療者	「我が道を行くようになって，言い方は失礼ですが気に入らなければ蹴散らすような感じになったのでしょうか？」
ご家族	「はい，そうです。まさにそんな感じで」

のようなウラが取れたのであれば，その患者さんを決してパーソナリティ障害と診断してはいけません。この例ではむしろ前頭側頭型認知症などの器質的疾患を疑った方が良いでしょう。

　よって，当たり前ではありますが，患者さんの生活歴を聞き取らねばなりません。そこで定義に戻ると後半が"認知/感情性/対人関係機能/衝動制御の2つ以上が持続的なパターンを示すこと"となっています。これは若い時(中学や高校の頃)から関係性を"誰と""どのように"築いてきたかを意味します。それなくしてパーソナリティ障害の診断をしてはダメ，絶対。患者さんの"生き方"を知ることはパーソナリティ障害の診断に必要ですし，そうでなくとも患者さんがどう生きてきたか，どのような"あわい"で過ごしてきたかについて認証的態度で耳を傾けることで，患者さんが「ここまでの苦しさをこの医療者に聞いてもらえた」という感じを抱いてくれるかもしれません。この認証的態度に加え，疑問・興味を持って聞くことも重要です。「この患者さんはどう生きてきたんだろう？」と常に考えること。患者さんが生きていく上でどのように"つらさ"に対処してきたのか，ここがポイントになります。つらさへの対処行動を知ることは患者さんの病理を感じることに加え，どう生き"抜いて"きたかという，その潜在的な力を知ることにもつながります。前者は診断のため，後者はこれからの支援のため。

　この2つが揃い踏みして初めて「パーソナリティ障害かもしれないな」と考えます。"遅くとも青年期(または成人期早期)から存在する，認知/感情性/対人関係機能/衝動制御の2つ以上が持続的なパターンを示すこと"は，短い指摘ながらもしっかりと読み解くに値する定義だと思います。

▶ つらさを意図的に，持続的に排出

　そのパーソナリティ障害には，"自己愛性パーソナリティ障害""境界性パーソナリティ障害""反社会性パーソナリティ障害"などなど，多くの種

類があります。それらの違いは，定義の後半である"認知/感情性/対人関係機能/衝動制御の2つ以上が持続的なパターンを示すこと"のパターンの違い，つまりは"つらさ"への対処の違いと考えると良いかと思います。健常とされる私たちはつらさを自分の中で抱えて言葉で表現することを主としています。神経症ではそのつらさに苦しみ，言葉にするもののそれをどこかで受け入れられず考え込んでしまいます。一方，パーソナリティ障害の患者さんはつらさを抱えずに"意図的に"排出するとされており，それが持続するのです。その排出の仕方や排出先がそれぞれのパーソナリティ障害によって異なります。おさらいですが，統合失調症患者さんは得も言われぬ不安を抱えきれず，それを漠然とした他者（超越論的他者）からやって来たものとして処理します。しかし，それは意図的というものではなく，そうしないと自分自身が破滅に向かうくらいに強烈な不安。生きるために何とか外部からのものとして（幻聴や妄想として）対処しているのです。これらの違いを表に示してご紹介 表12-1 [2]。

このつらさの処理が"持続的なパターン"となっていることが診断のために重要。私たちも聖人君子ではないためつらさを排出することもします

表12-1 つらさへの対処の違い

	神経症	パーソナリティ障害	精神病
こころの葛藤 （不快/苦痛）	保持	排出（放散） （意図して）	排出（放散） （能力欠落のため）
現実認知	ambivalence（両価） 現実の受容が困難 ↓ 考え込む 考えあぐねる	avoidance（回避） 現実を意図的に無視 ↓ 悩まず，行動（排出）で処理 回避行動（ひきこもり） 発散（排出）行動 快感充足行動	alteration（交換） 現実の拒絶 ↓ 世界の書き換え 空想の現実化 （妄想・幻覚） （こころの世界の外在化）
二次過程*	機能不全	意図的放棄	崩壊
一次過程**	抑止	意識的使用	無意識的汎用

＊ ：二次過程は現実原則（フロイト）に従って働いている自我の状態
＊＊：一次過程は快感原則（フロイト）に従って働いている自我の状態
〔松木邦裕，他：摂食障害との出会いと挑戦．p64, 岩崎学術出版社, 2015 より一部改変（註は筆者による）〕

が，それは持続的なパターンにはなっていません。主につらさを自分のものとして言葉で示し，さまざまなバリエーションがありますね。

パーソナリティ障害診断のためには，人生という視点を持つのが欠かせません。横断的な診かたで終わっては片手落ちです。

> **Take Home Message**　パーソナリティ障害を知るには，DSMの定義をじっくりと読みましょう。どう生きてきたかに思いを馳せることが診断，そして支援のためにとても大切なものとなります。

文献
1) 日本精神神経学会（日本語版用語監修），髙橋三郎，大野　裕（監訳）：DSM-5 精神疾患の診断・統計マニュアル．医学書院，2014．
2) 松木邦裕，他：摂食障害との出会いと挑戦．岩崎学術出版社，2015．

Q 12-2 境界例と境界性パーソナリティ障害は同じですか？

A 境界例の中に境界性パーソナリティ障害があります

　Q 12-1 で，つらさを抱えられず意図的に排出しながら生きてきたのがパーソナリティ障害の基本的な骨格だとお話ししました（→p. 224）。その排出は多くが"行動化"というかたちで示されます。つらさを積極的に回避したり，人にぶつけることで発散したり，快楽を追求していったり，を行います。その中で臨床的によく遭遇し困ってしまうのが"境界性パーソナリティ障害"ではないでしょうか。そして，ちょっと精神分析の本を見ると"境界例"という言葉も出てきます。ここで「同じ？　何か違うのか？」と思うかもしれないので，この項ではその違いをお話しすることにします。

▶ 神経症と精神病の間

　境界例というのは，神経症と精神病とのまさに境界にあることからその名が付いています。はっきりとした神経症とも言えず，明らかな精神病とも断定できないような病的状態。神経症と診断し洞察を中心とした精神療法を行ってみると，どんどん悪化して精神病状態になってしまう。けれどもその状態も状況依存的であり，一貫したものでもない…。曖昧ではあったものの，このようなまさに神経症と精神病の狭間にいる一群を"境界例"と名付けていました。精神病の前駆状態か，はたまた重度の神経症か。さまざまな議論が特に 1950 年代まで続いていたのです。そこに現れたのがカーンバーグという超有名な精神分析家で，彼は境界例を精神疾患とするよりは1つの人格構造の表れとして解釈してはどうかと示し，概念として提唱したのが"神経症的人格構造""境界的人格構造""精神病的人格構造"

という3つの人格構造。これによって境界例は境界的人格構造という名称を付されたことになります。

▶ カーンバーグの人格構造

ここでカーンバーグの提唱した人格構造の違いを説明しておきます。境界的人格構造と精神病的人格構造との違いは，前者は現実検討能力や見当識が保たれているという点になります。また，境界的人格構造と精神病的人格構造はともに分裂をベースとした低次の(原始的な)防衛機制を主に使うため深刻な不適応を起こしてしまいますが，神経症的人格構造は抑圧をベースとした知性化や合理化など高次の(成熟した)防衛機制を使うため，硬直した対処であるものの何とか深刻な不適応には至らずに済んでいます。このような相違を頭に入れておきましょう 図12-1 。

人格構造が精神病的から上がるにつれて，人間関係が広がり"おかげさま""おたがいさま"と感じられてきます。人の発達は子どもと母親が一体化している1人関係から，母親の志向性により子どもが自己に気づきその2人での応答を主とする2人関係，そこへ他者の存在する社会に入る3人関係へと発展します。1人関係では，子どもが満足して万能的で欲求が満足される"良い"状態と，何か不快で恐ろしい"悪い"状態が入れ替わります。大事なのは両方が混在して意識されるのではなく，100%"良い"か

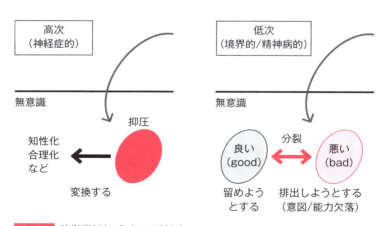

図12-1 防衛機制(つらさへの対処)

100%"悪い"かのどちらかしかないということ。2人関係では，その"良い"と"悪い"が統合に向かう途中であり，不安定で揺れています。この時点で母親が**安全基地**(安心基地)として機能しなければ"悪い"がより強くなってしまい，子どもは"良い"を保護するために"悪い"を意図的に排出しようとします。安全基地が控えているという安心感があれば，子どもは母親が自分だけのものではないと諦めながらも社会に向かって歩を進め，"良い"と"悪い"が統合し，1人の人間に両方あるのだという認識に至るのです。1人関係で止まっているのが明らかな精神病的人格構造であり，3人関係で躓いているのが神経症的人格構造。その間で揺れているのが境界的人格構造と表現できるでしょう。境界的人格構造は"不安定"が特徴であり，他人の表情や言葉にとても敏感で，"悪い"を身近な人に押し付けて攻撃するでしょう。または"良い"を守るため自分の言うことを聞く人だけを集め反対する人は拒絶したり，傷付きを恐れて自分の世界のみに撤退したりすることもあります。

そういった知識を前提として，人格構造とパーソナリティ障害との関連性を示した図を眺めてみましょう 図12-2 [1]。

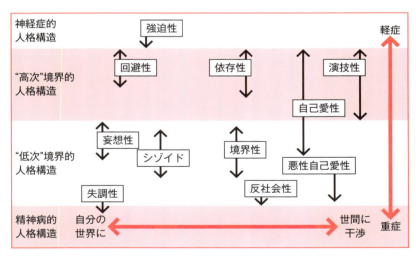

図12-2 パーソナリティ障害と人格構造

〔Lenzenweger MF, et al (eds)：Major Theories of Personality Disorder, 2nd ed. Guilford Press, 2004 より一部改変〕

多くのパーソナリティ障害が境界的人格構造に入っていますね。私は境界例（≒境界的人格構造）と境界性パーソナリティ障害との違いが判然としない時期があったのですが，この図で"境界性パーソナリティ障害は境界的人格構造の中にある1つのパーソナリティ障害である"というのが分かりました。ただ，境界例を境界性パーソナリティ障害と同一視して論を進めている本もあるので，読者はちょっとした臨機応変さが必要になります。

> **Take Home Message**　境界性パーソナリティ障害は境界例（≒境界的人格構造）の一部です。境界例というのは，神経症と精神病の間にある病態を指していました。カーンバーグが境界的人格構造を提唱したことで理解が急速に進み，パーソナリティ障害との関係性も整理されることになりました。

文献

1) Lenzenweger MF, et al (eds)：Major Theories of Personality Disorder, 2nd ed. Guilford Press, 2004.

Q 12-3 パーソナリティ障害の診断は難しいですか？

A　めっちゃ難しいです！

　ここまでパーソナリティ障害の定義を少し詳しく見て，各人格構造との関係性も眺めてみました。しかし，そうであっても，診断となるとそれは非常に難しいと言わざるを得ません。各パーソナリティ障害の診断において，診断基準も残念ながら十分ではなく精神科医も適切に診断できないとも指摘されており[1]，診察の早い段階で"パーソナリティ障害"と診断するのは避けるべきだと思っています。診断には生き方を知る必要があり，それを肌で感じるには診察の回数が必要です。1人の人間が他人の人生を知ることができるなんておこがましいですし，その一端を覗くだけでも相応の時間をかけて厚みを増すのが人を診る際の礼儀だとも感じます。

▶ まずは鑑別を考える

　パーソナリティ障害，中でも境界性パーソナリティ障害と診断したくなる時は，ちょっと立ち止まって鑑別を考えましょう。この"診断したくなる時"とは，患者さんが周囲から"腫れ物"のように扱われている時，医療者に対して恨み節を言ったり言葉を荒立てたりした時，過量服薬や自傷などの行動化がある時，訴える症状が定まらずに存在の空虚さが患者さんの問題となっている時，さまざまな理由で「あ，面倒かも…」と医療者が思った時，などがあるでしょう。特にそれが若い患者さんであればなおさら。要は，これらを示す他の疾患や状況を考えるのです。

　第一の鑑別として，疾患にかかわらず医原性が挙げられます。1つは"治療そのもののこじれ"であり，この治療は今行っているものも過去のも

のも含みます．以前の医療者のところで分析的精神療法を受けた患者さんは"自分が何なのかよく分からなくなる""過去のことと強引に結び付けられ，ひどいことを言われて傷付いた"という経験を持つことがあります（私は分析的精神療法そのものを否定しているわけではありません）．そうなると，医療者への不信や自分の存在の空虚さなどが加わってしまい，病像がとても複雑になり，一見すると「境界性パーソナリティ障害…？」と感じることすらあります．もう１つは"薬剤"であり，こちらの方が圧倒的に多いでしょう．具体的には抗うつ薬やベンゾジアゼピン系ですが，前者は変に患者さんを賦活してしまい，後者は遷延した鎮静をもたらすため深く考える力を減じてしまい，さらに衝動性を増してしまいます．特に双極性障害の患者さんにこの２種類を使用すると病態が不安定になってしまいます．修飾が加わると本来の患者さんの像が見えなくなり，診断を誤ることが多々あります．中でもベンゾジアゼピン系は離脱症状に注意しながら減量中止とすることが，輪郭をはっきりさせるためにも欠かせません．"ベンゾの中止なくして境界性パーソナリティ障害と診断するべからず"と肝に銘じましょう．

▶ 注意すべき鑑別疾患

また，鑑別疾患として特に双極Ⅱ型障害，長期化したうつ病，自閉スペクトラム症，軽度精神遅滞を考慮すべきです．

双極Ⅱ型障害は混合状態が長く続き，パーソナリティ障害と同様に"生き方"とも関与してくる疾患．混合状態によって本来の自分がどうなのか判然としなくなり，自傷，気分の揺れ，他責といった症状が組み合わさってくると，実に境界性パーソナリティ障害らしくなっていきます．また，軽躁のちょっとした輝きのようなところにも判断を鈍らせる面があります．実際に"境界性パーソナリティ障害"と診断され患者さん自身もそのように思い込んでしまっている例も存在します．双極Ⅱ型障害は境界性パーソナリティ障害よりも生産的であり，境界性パーソナリティ障害の持つ"世話を求めて迫ってくる感じ/人間としてすがる感じ"がなく，医療者も強烈な陰性感情を抱きづらく，気づけば巻き込まれているという事態になりにくいなどの相違点を持ちます．まずは枠をしっかりとつくって薬剤を

調節し，睡眠-覚醒リズムを整えるところから始めましょう。Ⅱ型であれば比較的短期間に反応してくれます。

　うつ病は治療が難渋して症状が長引いてしまうと，患者さんはどこか無気力になり，厭世的にも感じられます。「全然意欲が出なくて，もう何だかどうでも良いかなって思っちゃいます」という状態になったり，良くならなくてつらい気持ちを診察の場や周囲の人にぶつけたりすると，医療者は自分が責められている感覚にもなり「治らないということはうつ病じゃないんじゃないか…？　この嫌な感じはひょっとして…パーソナリティ障害!?　だから薬剤で治らないんだろう…!　そうだ!　この患者さんはパーソナリティ障害だったんだ!　治らないのも納得だ!」と合理化を行ってしまいます。ここは注意が必要で，笠原先生の小精神療法にも"みだりに「神経症化」とか「人格障害」と言わない"としっかり記載されています（→p. 127）。薬剤を見直して，粘り強く治療を行い，治療の主体は患者さん自身であると改めて意識してもらって行動を促し意欲上昇を狙いましょう。

　自閉スペクトラム症は「大体こんなもんだろう」という大まかな把握を苦手としています。目の前の光景がすべてであり，その中の細かな変化や違いにとても敏感。細部に振り回されやすくなるため，それが境界性パーソナリティ障害の不安定さに見えるかもしれません。ただし操作性はなく，人間と人間の濃密な２者関係を希求する印象にも乏しいです。相手の気持ちが読めないために確認することが習慣として身に付いていると，気持ちが分かるまでしつこく問うてきたりメールでいつまでも聞いてきたりという事態になり，境界性パーソナリティ障害の持つ"人間としてすがる感じ"にとらえてしまう可能性はあります。

　軽度精神遅滞も操作性に欠き，"すがる感じ"は受けません。習慣というか少ない手駒の１つとして，性交渉や過量服薬や自傷をいつの間にか身に付けてしまったという印象であり，ネガティヴな感情が渦巻きドロドロとしたようなものではなく，どこか浅い感じがあります。

　これら鑑別疾患との"併存"と見る向きもありますが，私自身は軽々しくそのような判断をしたくはないと思っています。**境界性パーソナリティ障害の診断はかなり慎重であるべき**ではないでしょうか。

> **Take Home Message**　パーソナリティ障害の診断はとても難しいとされています。"生き方"をしっかりと聴取し，また治療や薬剤の修飾を外し，当たり前のことですが鑑別を除外する気持ちを忘れないようにしましょう。

文献

1) Tyrer P, et al：Classification, assessment, prevalence, and effect of personality disorder. Lancet. 2015 Feb 21；385(9969)：717-726.

Q 12-4 境界性パーソナリティ障害の心理教育はどうしますか？

A 対処を認証しながらも，それが悪循環となっていることを示してみましょう

　境界性パーソナリティ障害は，これまで述べたように，つらさを主に行動化（リストカット，行きずりの性交渉，薬物依存など）で意図的に解消しようとします。生き延びるために何とか行われる対処が自分を傷付ける"慢性自殺"とも呼べるようなものとは，何とも悲しい事態です。自傷を一度でも行った若者は一般人口よりも 10 年後の自殺既遂が数百倍になるというシステマティックレビューもあり[1]，医療者としては何とかしたいところ。しかし，その気持ちが前に出過ぎてしまうことは，あまり治療的とは言えません。リストカットをしている患者さんに「自分を傷つけないように！」と道徳を振りかざして叱って，仮にその行為がストップしたとしましょう。しかし，患者さんが唯一すがっていたリストカットという対処を奪うことは，更なる危機を産む可能性があります。ひょっとしたら患者さんは誰とでも性交渉をするようになるかもしれませんし，最悪の場合は自殺を選んでしまうこともあるのです。症状，特に行動化は確かに危険でありやめさせたい気持ちになります。しかしながら，それができるのは，**行動化を手放す準備ができている時のみ**。症状の持つプラス面を無視しては精神科医療になりません。かつ，患者さんは他人の表情や言葉にとても傷付きやすくなっています。ネガティヴな感情の処理や調節が難しく，それは背外側前頭前皮質と辺縁系の機能不全によることが指摘されています[2]。

▶ 悪循環に気づいてもらう

　ちょっとした出来事も否定的にとらえて感情を爆発させ，行動化に及ぶ患者さん。そして他者へのしがみつきと価値下げが頻繁に行われます。このような状況を前に，ご家族や友人など周囲の人は腫れ物に触るような日々を過ごしているのが特徴的。そこで，境界性パーソナリティ障害の患者さんとそのご家族に，原田誠一先生がつくられた悪循環の図を使って心理教育としています 図12-3 [3]。DSMの診断基準もきちんと含まれており，医療者が何となく病態をつかむにも適しているので，とても優れています。

　まず基本の3テーマを見せて「ひょっとして，今このような状態になっていて不安が強かったり焦ったりしていませんか？」と尋ねてみましょう。そこからループにつなげます。「これまでの生活の中で○○さんはいろんな人のこころの動きに敏感になって，自分でどうやってバランスを取って良いか分からなくなっているかもしれませんね」などと話しながら進めていきましょう。ループに気づくことがまず肝腎であり，少し距離を取れることにもつながります。この図を紙に書いておいて，診察のたびにともに見ながらループにどう"くさび"を打っていくか，これを考えていくのが診療になります。感情を見つめて人生の彩りを…というのは基本的に

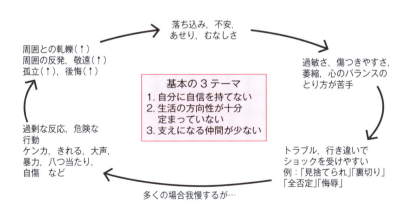

図12-3　境界性パーソナリティ障害のループ
（原田誠一：境界性人格障害の治療導入期の一技法．臨床精神医学 1999；28：1351-1356 より）

変わりませんが，自傷などの行動化はその症状の持つ肯定的な側面と否定的な側面の両方をお伝えします。全否定はせずに，かつ制止しながら。ある程度くさびを打てるようになってきてから，基本の3テーマに進んでいくことになります。

▶ 家族へのアプローチ

　ご家族にももちろん協力をお願いしておきます。"あわい"を緩やかにする必要があるため，患者さんと医療者のみではなく，ご家族にも参加してもらうことが必須とも言えましょう。ループの図はもちろんのこと，ある程度の疾患の予想経過をお伝えし，行動化が少なくなる前後から抑うつに移行することが多いとも付け足しておきましょう。患者さんの状態が良くなってくることは，つらさを行動化で排出せずに少しずつ抱えられるようになってくることでもあります。抱えたつらさの重みを感じ，そして自分がどんな状況にいるのかが分かって周りが見えてくるため，当然ながら自身の来し方行く末を思い，抑うつ的になるのです。ここを"悪化した"ととらえずに，辛抱強く。そしてもちろん，ご家族はかなり疲弊しているのでねぎらいを忘れずに。ご家族それぞれが自分の時間を持つようにする，行動化が著しい時はしっかり避難するなど，具体的な対処もお伝えしましょう。ただ，家族面接を何度も行ったり，患者さんの一度の診察に多くの時間を割いたりすることはそうそうできないので，私は本を読んでもらうようにしています。患者さんには『自分を傷つけずにはいられない　自傷から回復するためのヒント』[4]がとても優れています。ご家族には，薄めの本なら『境界性パーソナリティ障害は治せる！　正しい理解と治療法』[5]を，厚めであれば『境界性パーソナリティ障害をもつ人と良い関係を築くコツ』[6]という本をお勧めしています。医療者も同じ本を持ち，診察の場では患者さんと2人で本を開いて分からないところを聞いてもらいましょう。"一緒に何かしている"ということ自体が，"あわい"を温かみのあるものにしてくれると思っています。

> **Take Home Message**
> ループにハマっていることを患者さんに示し,それに気づけるように,ループを頻回に話題とします。ご家族にも疾患の特徴を知ってもらい,知識を入れてブレない姿勢を身に付けてもらうように手を尽くすことが欠かせません。

文献

1) Owens D, et al：Fatal and non-fatal repetition of self-harm. Systematic review. Br J Psychiatry. 2002 Sep；181：193-199.
2) Schulze L, et al：Neural Correlates of Disturbed Emotion Processing in Borderline Personality Disorder：A Multimodal Meta-Analysis. Biol Psychiatry. 2016 Jan 15；79(2)：97-106.
3) 原田誠一：境界性人格障害の治療導入期の一技法. 臨床精神医学 1999；28：1351-1356.
4) 松本俊彦：自分を傷つけずにはいられない 自傷から回復するためのヒント. 講談社, 2015.
5) 市橋秀夫：境界性パーソナリティ障害は治せる！ 正しい理解と治療法. 大和出版, 2013.
6) シャーリ・Y・マニング(著), 荒井秀樹(監修)：境界性パーソナリティ障害をもつ人と良い関係を築くコツ. 星和書店, 2014.

Q 12-5 境界性パーソナリティ障害治療の心構えを教えて下さい

A 治療よりも"援助"という姿勢を！

　患者さんは"不安定の中に安定している"とも言われ、誰かに強く寄りかかりたい/一体化したいという気持ちをとても強く持っています。世話をしてもらいたいと願い、濃密な２人関係を結び、万能的で快楽な"良い自分"のみを望み、"悪い自分"を積極的に排出します。よって、長い目で"諦念"にも似た感覚を知ってもらえるようになることが大切なのかもしれません。ちなみに私は精神科医になりたての頃、精神分析で表現される"良い""悪い"のことを道徳的な意味での"良い""悪い"と勘違いしていて、本を読んで「？？」と疑問に思った記憶があります。この"良い""悪い"は、子どもの欲求が充足されるかどうかでの"良い""悪い"と考えた方が理解しやすいでしょう。

▶ 肯定的な視点をもって対応する

　さて、境界性パーソナリティ障害の患者さんに対してビギナーはどのような気持ちを抱くか、これが変遷していく様を示しておく必要があるでしょう。これは成田善弘先生の図をご紹介 図12-4 [1]。

　このようになりがち。この図は、患者さんの周囲の人が抱く気持ちの変わりようをも示していると思います。特に優しい友人や恋人などが該当するでしょうか。患者さんは医療者にも"優しい友人や恋人"のように生身の人として接してほしいと思っており、熱心で救済者願望もあるビギナーはついついそのように「何とかしたい」「治せるのは自分だけ」と考えてしまいがち。患者さんは不思議と医療者や周囲の人にそう思わせるような魅力を

「力になってやりたい，助けてやりたい」

二者関係への埋没
「患者のことをわかってやれるのは自分だけだ」

病理の開花
「こんなはずではなかった」

生身の露呈
困惑と葛藤
「どうすることもできない，どうしてよいかわからない」

「悪いのはやはりおまえだ，おまえのような人間は見捨てられて当然だ」

図12-4 治療者の中に生じやすい気持ちとその変遷
（成田善弘：青年期境界例．p190，金剛出版，2004より）

持っているため，そこにハマらないように。また，生活歴でこのような周囲の対応が繰り返されていたら，境界性パーソナリティ障害診断の参考になります。

　患者さんは不安に弱く衝動性をなかなか調節できず，他人の感情をネガティヴ寄りに解釈してしまい，自分の感情にも振り回されています。周囲が困っている行動化も，その中で必死に生きようとしている対処の姿なのかもしれないという理解が必要です。医療者はその患者さんの対処に対して少し肯定的な視点を入れてみましょう。ただし，行動化は野放しにするのではなく，制止が必要です。「つらくて寂しいという気持ちは確かに無理もないかもしれません。リストカットも今の〇〇さんにはすぐ手放せないものだとも思います。でも，リストカットは効き目が段々となくなってきて，切ってもモヤモヤが晴れなくなってくると，もっと身体に危険なことをする人もいるんですよ。私はそこが心配。〇〇さんに身体を大事にして欲しいかな」「確かに，状況からすると腹が立つのもごもっとも。でも，暴力を振るうことは，やっぱりしてはいけないこと。〇〇さん自身のこころを大事にするためにも，それ以外の対処の方法を一緒に考えてみましょう」など〔私は行動化への対処としてヴィパッサナー瞑想（インドの古い瞑

想法の1つ。ヴィパッサナーとは、「物事をあるがままに見る」という意味)[2,3)]を勧めることが多いです]。あまりにも強い行動化であれば「自分でコントロールしてほしいけれども、難しいですか。難しければ、いったん病院の壁にコントロールしてもらいましょうか」と、入院を勧めることも必要です。そして、できるだけ行動化前後の感情の推移を言葉で語ってもらうようにしましょう。行動ではなく言葉で周りに示すことが大事。

▶ 意気込みすぎず、距離感を大切に

　境界性パーソナリティ障害患者さんへの関わりの原則を端的にまとめるならば、少しでもこの世の中が生きやすくなるような"援助の姿勢"だと思っています。「治療しよう！」という意気込みは、かえって患者さんを混乱させてしまうかもしれませんし、医療者の疲弊にもつながります。その援助の目標も、漠然としたものではなくできるだけ目の前の生活に根ざした具体的なものであるべきでしょう。1つひとつを決めてステップを踏むこと自体が治療的。その上で、行動化を少しずつ手放せるような、安心できる"あわい"を築くよう腐心しましょう。その"安心"も、患者さんが望むことをすべてしてあげるというものではなく、首尾一貫した枠を持った、"変わらない"という安心。患者さんはゆらゆら揺れて不安定なので、医療者はそれに共振せず安定した対象として存在すべきなのです。患者さんが不安定な分は、こちらが態度も診察も対応も一定にして"安定"を供給するような姿勢でいるように。医療者に対して怒りをぶつけてきても、それに対して怒りで返さず、ウィニコットの言葉を借りて言えば"報復せずに生き延びる"ことが、安定した像を取り込んでもらうためのポイントであります。かなり揺らぎが大きい疾患なので、適切な距離を常に意識して診察をする必要が出てきます。短期決戦にしようと意気込まず、気長に援助していこうというイメージが、患者さんにとっても医療者にとっても大事なのではないでしょうか。

> **Take Home Message**
>
> 治療しようと意気込まず，何とか生きてもらえるような"援助"の姿勢が重要でしょう．診察では枠を決めて，その中で変わらない対象として振る舞うことが患者さんの安定にもつながっていきます．行動化に対しては，肯定的な側面も伝えながら，制止をかけることも忘れないように．

文献
1) 成田善弘：青年期境界例．p190, 金剛出版，2004．
2) ティク・ナット・ハン（著），池田久代（訳）：〈気づき〉の奇跡：暮らしのなかの瞑想入門．春秋社，2014．
3) アルボムッレ・スマナサーラ：心を清らかにする気づきの瞑想法（DVD Book）．サンガ，2013．

Q 12-6 自己愛性パーソナリティ障害にはどんな特徴がありますか？

A 賞賛を求め，恥を恐れる生き方なのでしょう

　境界性パーソナリティ障害と並んで話題に上がる自己愛性パーソナリティ障害。彼らはどんな人たちなのか？　大雑把に言うと，**"肩書き"が自分の存在を高めてくれる**と考えています。地位や名誉，そして自分に対して"No"と言わない人たち。いわゆるイエスマンを周りに配置し，意見の食い違う人は弾劾せんばかりの勢いとなります。また，自分よりも立場が上の人，例えば医師，中でも教授や院長など偉い人たちを理想化します。しかし，そういった人たちが自分と違う意見を言い続けると，ガラッと非難を始めることがあります。総じて，万能的で欲求充足的な"良い"自分を認めてくれる/壊さないことを好みます。

▶ どんなときに外来へ来る？

　自己愛性パーソナリティ障害の患者さんが外来にやって来るのは，抑うつがダラっと続いている時，人間関係がうまく行かない時，人生の方向性が分からなくなった時，自分自身に価値がないのではと考えた時，などが挙げられます。思うように物事が進まず"失脚"すると症状を呈する，と考えても良いでしょう。初診では全く医療者が気づかず，診察が進むにつれて自己愛性が明らかになることもとても多いと思っています。

▶ 自己愛を巡る考え方の相違

　この項目は少し精神科医らしく述べてみましょう。そもそも自己愛についてフロイトは「原始的で病的だ！」と考えていましたが，「健康な自己愛

というのもあるのだよ」と世に広めたのはコフート[1]であり，彼によると自己愛が発達することで共感やユーモアなどが生まれてきます。自己愛が健全に発達するには，乳児が親からミラーリング（自己愛を映し返してあげるような共感）を受け，かつ親を理想化する機会に恵まれることが鍵になっています。その2点に失敗して自己愛が発達せず原始的な状態にとどまってしまうことが病理に繋がるようです。よって，自己愛性パーソナリティ障害の患者さんは治療の中で原始的な自己愛の顔を出し，無意識に医療者を理想化し，そしてミラーリングを求めます。これは患者さんの"ニーズ"であるため医療者はその求めに応じて共感的態度で接していきますが，それにより患者さんの自己愛は歩を止めていた発達を再開してくれ，治療が進みます。ただ，この"共感"は通り一遍の共感ではなく，自己愛の欲求や傷付きまでも理解して共感的に浸るというレベルのもの。なかなか難しそうな感じがありますね…。

「ほうほう。自己愛性パーソナリティ障害はこうなのか」と思ったかもしれませんが，事態はそう単純ではありません。なぜなら，かのカーンバーグ大先生がそれとは全く違うことをおっしゃっているのです[2]。彼はQ 12-2のように自己愛の病理も境界例の一部と考えているため，患者さんは羨望や怒りや自分の無価値感を抱えることができずに自己愛という防衛機制を張る，としました（→p. 228）。理想化も患者さんの誇大的な感情が周囲の人に投影されたために起こると解釈されます。よって，カーンバーグは「患者さんの防衛なのだから，それを医療者が直面化させて，顔を出した羨望や怒りや自分の無価値感を体験させて徹底操作しなければならない」とします。患者さんに対して結構厳しい感じですね。

コフートは，理想化などは患者さんのニーズなのだから，共感を以て接して医療者が患者さんを成熟に向かわせるようにする，と述べます。対してカーンバーグは，ニーズではなく防衛なのだから直面化させなければならない，と言います。2人の治療技法は真っ向から対立しているのです…！

この違いを説明するものの1つとして，現代の自己愛研究は「自己愛には2つある」という考え方をしています。ギャバードが代表格ですが，彼は無関心型（無自覚型）と過敏型（過剰警戒型）に分類しました[3]。前者が

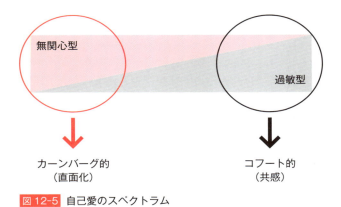

図12-5 自己愛のスペクトラム

DSMで言うコテコテな自己愛性パーソナリティ障害とでも言うべきものでして，後者は周囲の反応が気になり恥をかくことに敏感となり引きこもってしまうタイプ。一見すると社交不安症や回避性パーソナリティ障害的な印象になりますが，"恥"にとても敏感なのがポイントになります。それぞれを"厚皮""薄皮"などとも表現します。1人の自己愛性パーソナリティ障害患者さんにはこの両方の成分が含まれているでしょう。無関心型は実にカーンバーグ的であり，過敏型はコフート的 図12-5 。実際の臨床では，どちらの成分がより強いかで対応を考えていくことになりそうです。

> **Take Home Message** 自己愛性パーソナリティ障害には2種類あり，賞賛を求めスポットライトを浴び続けようとするタイプと，恥を恐れ表舞台から退却しようとするタイプです。ただし，明確に分類するよりは，1人の患者さんに両方の成分が入り混じっていると考え，対処も柔軟にするというのが臨床的でしょう。

文献

1) ハインツ・コフート(著)，水野信義，他(訳)：自己の分析．みすず書房，1994．
2) エルザ・F・ロニングスタム(編)，佐野信也(監訳)：自己愛の障害―診断的，臨床的，経験的意義．金剛出版，2003．
3) G. O. ギャバード(著)，舘 哲郎(監訳)：精神力動的精神医学―その臨床実践「DSM-4版」(3)臨床編 2軸障害．岩崎学術出版社，1997．

COLUMN 18 エビデンスとナラティブ

"エビデンス=EBM"と思っている人は多いかもしれませんが，エビデンスのみでは決して医療は成立せず，それを武器としながらも個々の患者さんを目の前にしてどう"利用するか"または"利用しないか"を考え抜いて臨む，これがEBM。つまり，EBMは1人ひとりの患者さんのことをしっかりと考えているのです[1]。

よって，EBMを曲解して毛嫌いする「ナラティブ万歳！」という極端な主張には違和感を覚えます。ナラティブはさまざまに解釈されてしまい，精神科医としては"取扱注意"の物件ですよ。ちょっと知識をかじっただけの医療者が介入すると，患者さんの内的世界に土足で入り込むことになります。患者さんの中には探られたくないナラティブを持っている人も多いのです。他者を理解できると思うなんておこがましく，その理解しきれないところに畏敬の念を持って接することが医療では重要でしょう。理解に限界があるからこそ他者であり，社会学者のジンメルはそれを"秘密"と呼んで大事にしようと言いました。軽々しく"ナラティブ"と口にしてしまうことには危うさがあり，それは声高に叫ぶものではなく医療者のこころにそっと息づくべきなのでしょう。

文献

1) Haynes RB, et al：Physicians' and patients' choices in evidence based practice. BMJ. 2002 Jun 8；324(7350)：1350.

第13章

認知症

Q 13-1 認知症の疾患同士の鑑別はどうすれば良いですか？

A 各疾患の典型像を押さえながら，オーバーラップを考慮しましょう

　認知症は現代日本が抱える大きな問題。介護士さんの過酷な労働環境やご家族の大きな負担など，暗い印象が付いて回ります。日本ではアルツハイマー型認知症（AD）が50％を占め，レビー小体型認知症（DLB）が20％，血管性認知症（VaD）が同じく20％，残りの10％に前頭側頭型認知症（FTD）や大脳皮質基底核変性症（CBD），進行性核上性麻痺（PSP）などが入ってきます。まずはこういった代表的な疾患の典型像を覚えて，どのくらいそれに近いかというのを考えて診断していくことになるでしょう。しかし，周知の通り認知症は診断に困ることも結構あり，それもそのはず，かなり**疾患同士でオーバーラップしている**のです 図13-1 [1]。

　図13-1 では，アミロイドβ（Aβ），レビー小体，神経原線維変化（NFTs）の組み合わせで疾患を説明しています。オーバーラップの例としては，ADと思っていたら幻視やパーキンソニズムが出てきて実にDLBっぽくなってくる，DLBと判断して経過を追っていたら人格変化を伴いFTDらしさが上乗せされる…などなど。臨床では柔軟に考えることが要求されるでしょう。

▶ 警戒すべきDLBをピックアップ！

　典型例で最も気をつけねばならないのは，DLBでしょう。**認知機能低下を主訴として来院すると考えたり，認知機能低下の状態のみで判断しようとしたりすると，見逃してしまいます**。認知機能低下よりも前に出現しうる症状として，便秘（3日を超える），嗅覚脱失/嗅覚低下，抑うつ，

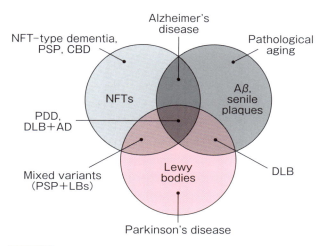

図 13-1 認知症はオーバーラップする
(Jellinger KA：Interaction between α-synuclein and other proteins in neurodegenerative disorders. Scientific World Journal. 2011；11：1893-1907 より一部改変)

REM 睡眠行動障害，起立性低血圧などがあります 図13-2 [2]。REM 睡眠行動障害は認知機能低下に先立って過半数に認められるため，ご家族に「寝言で大声を出す/寝ぼけて歩きまわる，なんてことはありませんか？」と必ず聞くこと。

　精神科医として注意すべきなのは**抑うつの先行**。見た目は"うつ病"であっても徐々に認知機能が落ちてきた，幻視・REM 睡眠行動障害・パーキンソニズムが出てきた，などがあれば DLB を積極的に疑う所見です。他にも心気症状があり，心気症だと思っていたら，実は REM 睡眠行動障害が一緒に認められ，後々に DLB だったのかと判明することも[3]。パーキンソニズムは振戦を思い浮かべるかもしれませんが，**DLB では寡動や固縮が多い**ので，実際に触れてみることが大事。薬剤過敏性は有名ですが，全員が認めるわけではなく，半数ほど。ただし，「レビーかな？」と少しでも思ったら，投与する薬剤の量はかなり低めに設定しておいた方が安全です。認知機能の変動も代表的な症状ですが，1日の中での揺らぎもあれば数日単位での波もあり，とらえるのが意外に難しいところがあります。

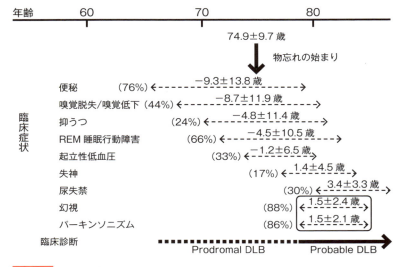

図 13-2 DLB の臨床経過

〔Fujishiro H, et al：Dementia with Lewy bodies：early diagnostic challenges. Psychogeriatrics. 2013 Jun；13(2)：128-138 より〕

他の特徴では，視覚構成機能が落ちるものの言語記憶と呼称能力は保たれ，AD との鑑別に役立つとされます[4]。ということは，HDS-R や MMSE において物品記銘や三単語遅延再生は得意です。そこに注意してみましょう。認知機能検査は総合得点のみならず下位項目の間違え方を解釈することがコツです。画像では SPECT がよく施行され，後頭葉の血流低下が名の知れた所見ではあるものの，感度が 70％ ほど，特異度が 85％ ほどで意外に低いのは知っておきましょう。^{123}I-MIBG 心筋シンチでの取り込み低下は感度特異度ともに 90％ くらいとされ，DAT スキャンとほぼ互角[5]。

▶ 稀だけれども知っておきたい認知症

知っておいて損はない認知症もご紹介。嗜銀顆粒型認知症（AGD）と石灰沈着を伴うびまん性神経原線維変化病（DNTC），辺縁系神経原線維変化認知症（LNTD）の 3 つ。このうち DNTC と LNTD は神経原線維変化型認知症の中に含まれており，先ほどのオーバーラップの図では NFT-type dementia に入ります．AGD は AD と前頭側頭葉変性症（FTLD）の中間のようなイメージを持つとよく，怒りっぽさや不機嫌が目立ちます（FTLD の人格変化的なイメージ）．画像では側頭葉病変の左右差が見られます．高齢発症であり進行は緩徐というのがポイントで，「高齢発症の AD かな？　でも怒りっぽさがあるなぁ」という印象の患者さんで，進行が遅ければおそらく AGD です．LNTD も高齢発症（特に 85 歳以上）で進行がかなりゆっくり．臨床的には，最後まで軽症の AD が続く感じ．画像を見ると，海馬の萎縮に比して大脳皮質の萎縮は軽いです．DNTC は初老期の発症が多く，印象は"AD＋FTLD＋さまざまな精神症状"としておきましょう．進行はゆっくりめで，画像では側頭葉に限局する萎縮と淡蒼球や歯状核に強い石灰化を認めます．後期になると振戦などの錐体外路症状・錐体路症状が出現してきます．不安心気症状から幻覚妄想まで多岐にわたる精神症状が出ることが多く，精神疾患と診断されることもあります．遅発性統合失調症と言われる疾患の一部は DNTC と考えられます（すべてではないですよ）．

> **Take Home Message**　認知症は綺麗に鑑別が付かないことが少なくありません．各疾患の典型像を覚えておき，オーバーラップを常に意識しておきましょう．

文献

1) Jellinger KA：Interaction between α-synuclein and other proteins in neurodegenerative disorders. Scientific World Journal. 2011；11：1893-1907.
2) Fujishiro H, et al：Dementia with Lewy bodies：early diagnostic challenges. Psychogeriatrics. 2013 Jun；13(2)：128-138.
3) Fujishiro H, et al：Hypochondriasis as an early manifestation of dementia with Lewy bodies：an autopsied case report. Psychogeriatrics. 2016 Mar；16(2)：139-144.
4) Ferman TJ, et al：Neuropsychological differentiation of dementia with Lewy bodies from normal aging and Alzheimer's disease. Clin Neuropsychol. 2006 Dec；20(4)：623-636.
5) Sinha N, et al：Biomarkers in dementia with Lewy bodies：a review. Int J Geriatr Psychiatry. 2012 May；27(5)：443-453.

Q 13-2 どの疾患から勉強をすれば良いですか？

A やっぱりアルツハイマー型認知症から！

　数多くある認知症の中でも，"ザ・認知症"とでも呼べる疾患が AD です。AD を知ることが AD 以外を知ることにもつながりますし，認知症全体への対応を考えるヒントになると言えるでしょう。BPSD も AD の心性をしっかりと理解しておくことが欠かせませんが，これは次の Q 13-3 で改めて（→p. 258）。

▶ 本人に質問すると家族の方を向くのはなぜ？

　AD の症状は，観察リストの OLD（Observation List for early signs of Dementia）を見てみると良いかと思います 表13-1 [1]。12 項目中 4 項目以上であれば認知症疑いとしますが，そのような点数付けではなく，どういったところに気をつけて見てみるべきかの 1 つの参考として扱いましょう。この中で"本人に質問すると家族の方を向く"は"head-turning sign"として知られ，AD らしさの指標です。

　この OLD は彼らの病理をうまく表しており，それはまとめるならば**恥への過敏さと喪失への不安**です。「何か物事がうまくいかない…」という漠然とした感覚を抱いており，そこから失敗と周囲の反応が導かれ，"恥"と"喪失"に直面せざるを得ません。人前で恥をかきたくないという思いから，話のつじつまを合わせようとし，そして質問された際には間違っていないかと家族の方を向くのです。自分の中の歴史が失われる不安から，それを防ぎたいがために同じことを確認し，繰り返します。そのような"あわい"に彼らがあると認識して接すべき。

表 13-1 観察リスト(OLD)は AD の典型像

いつも日にちを忘れている	記憶 忘れっぽさ
少し前のことをしばしば忘れる	
最近聞いた話を繰り返すことができない	
同じことを言うことがしばしばある	語彙・会話内容の 繰り返し
いつも同じ話を繰り返す	
特定の単語や言葉が出てこないことがしばしばある	会話の組み立て能力と 文脈理解
話の脈絡をすぐに失う	
質問を理解していないことが答えからわかる	
会話を理解することがかなり困難	
時間の観念がない	見当識障害 作話 依存など
話のつじつまを合わせようとする	
家族に依存する様子がある (本人に質問すると家族の方を向くなど)	

〔Hopman-Rock M, et al：Development and validation of the Observation List for early signs of Dementia(OLD). Int J Geriatr Psychiatry. 2001；16(4)：406-414 より〕

▶ 人生の先輩に恥をかかせるべからず

　HDS-R は行っても悪くはないのですが，診断を焦らず初診ではまず通院してもらうところから始めた方が良さそうです。いきなり連れてこられて，ここはどこかと聞かれたり引き算をさせられたりするのは，気持ちの良いものではありません。初診ではそれとなく，どうやってここまで来たか，どれくらい時間がかかったか，日常生活では１日をどう過ごしているか，最近の外出はいつどこに行ったか，今日は朝ご飯を食べてきたか，誰がつくったか，その内容はどんなものか，NHK の連続テレビ小説を見ているか(近時記憶が障害されると，見ても内容を覚えられず面白くないため途中でやめる)などなど。そういった問診で十分に情報は拾える気もします。次の診察を予約する時は「じゃあ次は２週間後に来てもらいましょうか。えーっと，あれ？　今日って何日でしたっけ」とさり気なく時間の見当識を聞いてみるのもワザでしょうか。症状を聞き出すよりは，生活状況を思い描いてもらうという気持ちで臨みましょう。HDS-R を施行する時も「すみませんが，簡単なテストをさせてくださいね」と述べるのではなく，「試すようなことをして申し訳ないんですが…」と言いましょう。"簡

単なテスト"をしてもし点数が低かったら患者さんの自尊心は非常に傷付きます。人生の先輩に恥をかかせないように注意するのが，ビギナーの心得。そして，帰りには血液検査をしましょう（梅毒のスクリーニングは必ず！）。頭部画像は他のところで撮られていることも多いでしょうけれども，「だるい」「頭が痛い時がある」などの症状があれば，言い方は悪いですがそれにかこつけて「ちょっとそっちが心配だから」と撮ってみても良いかと。

　症状で特徴的なのは，基本的に神経症候を認めないということ[2]。もちろん病期が進行すると特にミオクローヌスは出現する傾向にありますが，初診時や経過中に出現してくるようであれば，他の認知症を必ず考慮すべき。ただし，AGD と LNTD も原則として神経症候を認めません。

▶ FTD との比較

　前項では DLB を挙げたので，ここでは FTD を少し AD との違いという点で述べてみます。20 代など若年発症も報告されており[3]，その際は統合失調症や双極性障害，境界性パーソナリティ障害などと診断されてしまうこともあるようです。FTD の症状は最初に人格変化が現れやすく，粗暴になった，だらしなくなった，子どもっぽくなったなど。周囲に配慮しない行動が典型的で，"going my way behavior" と言われます。診察室でも態度が悪かったり馴れ馴れしかったり。AD は何とか自分を良く見せようという"取り繕い"が見られるため，対照的ですね。他には食行動の異常が見られます。食欲亢進や嗜好の変化（特に甘いもの好きになる）や食習慣の変化などは，AD にも見られはしますが，FTD をより考慮する所見[4]。病期が進むと AD も FTD の色合いが出てくるので認められることも多くはなってきます。また，常同行為も FTD を支持する所見[5]。同じ散歩コースを何度もめぐる，ドアを何度も開け閉めする，時刻を何度も確認する，同じ言葉をずっと繰り返すなどがその例であり，外出にしても AD が何かを探し求めてふらっと出かけて迷子になるのとは異なり，ぐるぐる回ってしっかり帰ってきます。

　ちなみに FTD は FTLD という疾患概念の中の 1 つであり，臨床的には他に意味性認知症（SD）と進行性非流暢性失語（PNFA）が FTLD に含まれま

す。SDは意味記憶が障害され，発話は流暢で復唱も問題ないのですが，言葉の意味の段階で躓いているため，「デンシャ？　デンシャって何ですか？」と聞き返してくることも。それによりHDS-Rの点数が一桁台などかなり低くなることがあります。読みについても，見たままを発音できない漢字にめっぽう弱くなります（ひらがなとカタカナはOK）。食行動異常と常同行為もFTDと同様に見られる傾向に。画像では非対称性の側頭葉萎縮が確認できます。PNFAは左優位のシルビウス裂周辺が障害され，流暢に話せるものの言葉の意味がよく分からなくなるSDとは異なり，PNFAは「うまく話せない」と自分で悩みます。頑張って話そうとしても途切れ途切れになり，"話せないもどかしさ"のため苦痛を感じ，抑うつに陥ることも珍しくありません。

> **Take Home Message**　ADを理解することが，認知症全体を知るためにも欠かせません。患者さんの症状の原泉が"恥"や"喪失"にあることを考えて，傷付けないような診察をしましょう。神経症候を原則として認めないことや他の症状の有無を押さえておくことが，鑑別に重要です。

文献

1) Hopman-Rock M, et al：Development and validation of the Observation List for early signs of Dementia(OLD). Int J Geriatr Psychiatry. 2001；16(4)：406-414.
2) 森　悦朗：認知症の症候学総論．老年精神医学雑誌．2010；21：74-78.
3) Velakoulis D, et al：Frontotemporal dementia presenting as schizophrenia-like psychosis in young people：clinicopathological series and review of cases. Br J Psychiatry. 2009 Apr；194(4)：298-305.
4) Ikeda M, et al：Changes in appetite, food preference, and eating habits in frontotemporal dementia and Alzheimer's disease. J Neurol Neurosurg Psychiatry. 2002 Oct；73(4)：371-376.
5) Shigenobu K, et al：The Stereotypy Rating Inventory for frontotemporal lobar degeneration. Psychiatry Res. 2002 Jun 1；110(2)：175-187.

Q 13-3 BPSDにはどのように対処しますか？

A 何らかの意味があるのだと思いながら接してみましょう

認知症で介護者が困るのが，BPSDです。精神科病院に入院してくる認知症の患者さんも，多くはBPSDが強くて自宅や施設で看られないという方々。BPSDの多くは"恥への過敏さ"と"喪失への不安"，そして"意志の通らないもどかしさ"が複雑に絡み合い，周囲の人々との"あわい"で強い緊張が湧き出ているのではないかと考えることが欠かせません。理解できるところまでは必死に理解していこうという姿勢こそが治療的なのだと思います。

▶ 患者さんはどんな不安や葛藤を抱えているか

例えば，得意だったゲートボールがうまくできなくなり，「ダメな私を見せたくない」という思いから外に出なくなることがあります。これを「意欲低下だ」「抑うつだ」とすぐに表現してしまうのは，患者さんを見ていない証拠。何となく物事が思うように進まないじれったさを患者さんは実感しており，自分が自分でなくなっていくような不安感があるのです。そこからイライラしてしまい，つい怒鳴ったり落ち着かなくてウロウロ歩きまわったりしてしまいます。それは"易怒性""興奮""徘徊"という無味乾燥な，情緒を含まない表現では決して届きません。

現在と未来が揺らぎ，自らの基盤となってきた過去も崩れ去ろうとしていく中で，彼らは必死になって過去をかき集めます。それが"自分のもの"への強い執着を産み，そこに侵入してくる人には攻撃的になります（嫉妬妄想や物盗られ妄想など）。また，過去を求めることは"あの時"を探すこ

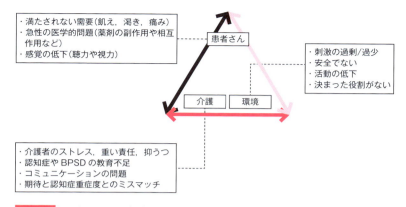

図 13-3 BPSD は要因を"あわい"でとらえる

(Kales HC, et al：Assessment and management of behavioral and psychological symptoms of dementia. BMJ. 2015 Mar 2；350：h369 より)

とであり，患者さんはどこかに出かけることもあるでしょう。彼らの「家に帰る」という発言は，物理的な今の自宅ではなく，あの時の"家庭"を探しに行くことなのです。

　以上のように，症状には何かしらの意味が必ずあるのだ，やむにやまれぬ対処行動なのだと常に考えましょう[1,2]。鎮静させる薬剤をぽいっと出すのみではなく，何かしらの彼らの意図を汲む努力が求められます。その際どういった点に注目すべきか，抽象的な言い方をすると，患者さん・介護・環境の3つの"あわい"で起きているのだということ。具体的には図13-3のようになります[3]。

　1つひとつ確認しながら，対処をしていくこと。例えば，疼痛の存在。患者さんが疼痛をうまく表現できず治療者やスタッフに理解されないこと，図13-3では「満たされない需要」に挙げられていますが，それがBPSDの中でも攻撃性や不安に特に関連しているという報告もあります[4]。その疼痛を見出して対処することで，BPSDは軽快します。「言うことを聞かない」「攻撃的だ」との表現からもう一歩踏み込むことで，的確に対処できる可能性が高くなり，患者さんも介護側もより助かるでしょう。

▶ ユマニチュード─当たり前を実践するケアの技術

こういった"あわい"の緊張をほぐすことを追求したのが，フランス生まれの"ユマニチュード"というケアの方法[5]。見る，話しかける，触れる，立つという4つの方法を中心とし，認知症患者さんの人格を大切にしてケアを行うというもので，近年話題になっています。非薬物的な関与の方法の1つとして学んでおいて損はなく，介護スタッフや看護スタッフにとっては特に重要と言えます。"その人らしさ"が出てきますし，そうなると介護/看護の疲労も結果的に軽くなります。介護をするご家族にも羅針盤となってくれるでしょう。「本を読んでみたけど，何も新しいことはない。当たり前のことだらけじゃないか」と思う人もいるかもしれません。しかし，現場ではこの当たり前のことができていなかったのです。もちろんそれは介護が全面的に悪いわけではありません。介護の環境は非常に過酷であり，そこまでこころの"ゆとり"を得られなかった表れなのだと思います。その結果，虐待など悲しい事件が起こってしまっているのが現状。本当に非難されるべき/改善されるべきは，手を上げてしまった方々ではなく，その労働環境でしょう。そんな状況だからこそ，"当たり前のこと"をあくまで"技術"として提供してみることが大切です。"ケアの技術"として，意識しながら行ってみましょう。当たり前は当たり前だからこそ，意識に上りません。そこを技術として明示ししっかり手順を示したのは，ユマニチュードの素晴らしい目線だと思います。

> **Take Home Message** BPSDは薬剤で抑えなければならないことも多いのですが，その前にはまず何らかの意味がある，患者さんのやむにやまれぬ対処行動なのだという認識をしましょう。患者さんに接する時もユマニチュードを参考にし，人として当たり前のことを"技術"として提供するようにしてみます。

文献
1) 小澤　勲：痴呆老人からみた世界．岩崎学術出版社，1998．
2) 小澤　勲，他：物語としての痴呆ケア．三輪書店，2004．

3) Kales HC, et al：Assessment and management of behavioral and psychological symptoms of dementia. BMJ. 2015 Mar 2；350：h369.
4) Sampson EL, et al：Pain, agitation, and behavioural problems in people with dementia admitted to general hospital wards：a longitudinal cohort study. Pain. 2015 Apr；156(4)：675-683.
5) 本田美和子，他：ユマニチュード入門．医学書院，2014．

COLUMN 19　専門用語の功罪

　「めまいがして…」「食欲が出ないんです」「おじいちゃんが認知症で，徘徊するんです」。このように，症状は言葉を介して伝えられることが圧倒的に多いのですが，言葉は正確ではありません。"何か"が起こり，それを表現するため人は言葉を使い，それを受け手がさらに解釈をして言葉の伝達は成り立ちます。少なくとも表現と解釈の2点で，本来の現象からズレた意味になる恐れがあるのです。

　患者さんの言う"めまい"は，みなさんご存知のように"ぐるぐる""ふわふわ""倒れそう"を一括にする表現。"めまい"をさらにこちらが分節することで，鑑別の重みが異なってきますね。"食欲が出ない＝食欲不振"とは限らず，実は"腹部膨満"を指している可能性もあるのです。「お腹が張る感じがして何とも嫌な気分になる」を「食欲が出ない」と表現しているかもしれません。"徘徊"についても同様で，観察者が「認知症だし，うろうろしているから徘徊だろう」と考えてしまうと，ただの"徘徊"。しかし，歩きまわるその人は，身体の痛みによってじっとしていられないのかもしれません。何をしてもうまくいかなくなってきている自分にイライラしているのかもしれません。お薬の副作用でそわそわしているのかもしれません。また，いわゆる常同行為としてうろうろしているのかもしれません。それらは全く違うでしょう。

　医療者は専門用語で解釈し，その専門用語はほとんど一義的。もちろん必要があって一義になっていますが，それに当てはめると奥行きがなくなり，1つの意味に縛られてしまいます。できるだけ患者さんの生の言葉や行動をとらえ，何を表現したがっているのか，行動であればどんな意味があるのか，まで掘り下げてみましょう。解釈が異なると，対応も異なってきます。言葉を学ぶと，臨床のスキルもアップする。そう思いませんか？

Q 13-4 薬剤を使う時の注意点は何ですか？

A 副作用に気をつけて，また患者さんやご家族の望む"効果"は何なのかを明らかにすることです

　認知症に使用する薬剤は，抗認知症薬としてコリンエステラーゼ阻害薬とNMDA受容体拮抗薬の2種類。他には，さまざまな症状に応じて抗うつ薬，抗精神病薬，気分安定薬といった面々にも活躍してもらいます。

▶ コリンエステラーゼ阻害薬とメマンチン

　認知機能低下に用いるコリンエステラーゼ阻害薬ですが，認知機能低下の進行を1年ほど遅らせる力を持ちます。よく知られているように，その効果はADAS-cog(Alzheimer's Disease Assessment Scale-cognitive subscale)で3点ほど小さく，さらに経過とともに効果が弱まっていきますし，副作用は用量依存的に増加してしまいます[1]。メマンチン(メマリー®)は単剤で用いても大きな効果は期待できず，併用しても臨床的には微妙な印象。既に投与されている抗認知症薬を継続するかどうかは，中等度〜高度のAD患者さんのドネペジル(アリセプト®)を中止したりメマンチンを開始したりした試験があります[2]。そこでは，ドネペジル中止後1年は施設入所リスクが上昇したものの，その後3年間は継続群と変わらなかったとされています。メマンチンは開始しても大きな変化がありませんでした。ただし，これら薬剤はご家族を含めた患者さん側がどのような"効果"を望んでいるのかによって，投与するかしないか/継続するかしないかは異なってくるでしょう。何を希望するのか，そしてその薬剤がそれに応えられるかどうかを考えてみるべき。それによって，"認知機能低下の進行を1年

ほど遅らせる"には「その間にいろいろ準備ができるから助かる」「結局進行してしまうのか…」などのさまざまな意味が浮上するのです。

　投与するにあたり注意すべき点は，副作用です．コリンエステラーゼ阻害薬は下痢・嘔気嘔吐といった消化器症状以外に不整脈や失神，けいれんや錐体外路症状，そして精神症状として攻撃性や焦燥，不安などが見られ，これら副作用の中でも精神症状と神経症状が多いとされます[3]．最悪なコースは"ドネペジルで興奮→それを知らずに BPSD と勘違いしてリスペリドン追加→リスペリドンの副作用で錐体外路症状が出たためビペリデン追加"というもの．これではコリンを増やしたい（コリンエステラーゼ阻害薬）のか減らしたいのか（抗コリン薬），訳が分かりません．悲しいことにこういう処方が結構多く，興奮が強くて紹介されてくる患者さんの薬剤を中止したら改善した，というのも往々にして経験します．コリンエステラーゼ阻害薬の副作用を十分に知った上で使ってほしい，と切に祈っています．特に，臨床的にはドネペジルが良くも悪くもシャープな切れ味を持っている印象（効果も副作用もくっきりと出やすい）．また，コリンエステラーゼ阻害薬の添付文書では増量することになっていますが，効果が出たらそこでストップしておくという選択肢もあります（絶対そうしろというわけではありません）．添付文書に従って増量しても効果は小さく逆に副作用が出やすくなり，それを副作用と判断できない医療者のもとではさらなる不幸を産むでしょう．メマンチンは頑固な便秘とふらつきが多いですが，鎮静がかかることもあれば興奮させることもあります．そして頻度は少ないですが，失神をもたらすことも．結局，コリンエステラーゼ阻害薬もメマンチンも軽くするはずの症状と同じような副作用が出現してしまうことがあり，その可能性を知っておくこと，そして投与後に何かの症状があればまず副作用を疑ってみることが重要です．効果判定は Choosing Wisely® に則って 12 週で行いましょう．臨床的に効果が乏しければ変更や中止を考慮すべき．

▶ BPSD，特に攻撃性や焦燥に対して

　ご家族を含めた患者さん側のニーズと薬剤で叶えられる部分や難しい部分との折り合いを見つけていかねばなりません．非薬物療法の強調もバラ

ンス良くなされるべき。そして最も困る BPSD は他者への攻撃性や焦燥で，精神科に依頼されます。そこで頻用されている薬剤は抗精神病薬であり，確かに効果があるものの副作用で転んだり過鎮静になったり，あとは死亡リスクや急性腎障害，誤嚥性肺炎のリスクがちらついて[4]，使わざるを得ないけれどもどこか「うーん」という気分になります。それ以外の選択肢もあるにはあるので，そこをお話ししてみましょう。もちろん，「この患者さんの症状はどういった対処行動なのか？」を考えぬくことがまずもって大切です。そして，薬剤使用で気をつけるべきは，思わぬ副作用を産むという点。そこを澄んだ眼で見られるようにしておきましょう。そして，常に DLB の可能性やオーバーラップを考慮し，かなり少量から開始してみる用心深さが求められます。

▶ SSRI が選択肢に？

　少し前から，抗うつ薬の SSRI が FTD を含めた認知症の焦燥や攻撃性に効果があるのではないかと言われています[5,6]。そういった症状に SSRI は精神科医としてちょっと怖いと思うのですが，実際に効果があるようです。ご存知のように抗精神病薬は高齢者への投与で死亡リスク上昇が見られるため，SSRI で何とかなるのであれば，それに越したことはありません。私は何回かトライしてみましたが，その時は残念ながら効果がありませんでした。エビデンスの質は劣りますが，トラゾドン（レスリン®/デジレル®）もいくつか報告があります[7]。これは鎮静がかかるので，眠前投与にすると睡眠薬の代用になります。ちなみに認知症患者さんの抑うつに抗うつ薬はあまり効果がないようです[8]。

▶ 抗てんかん薬は…

　抗てんかん薬は効きそうなのですが，実はエビデンスが乏しいのです[9]。経験的には効果があるように感じてはいるのですが…。バルプロ酸（デパケン®/セレニカ®），カルバマゼピン（テグレトール®），ガバペンチン（ガバペン®），トピラマート（トピナ®），ラモトリギン（ラミクタール®）あたりを私は少量から使っており，まずまず良いのではないかなと思ってはいます（有効血中濃度以下でも十分効果が出ます）。抗てんかん薬

として分類はされていませんが，プレガバリン(リリカ®)も 12.5 mg/日から様子を見ながら使用すると，疼痛緩和作用と抗不安作用により良い役割を果たしてくれることがあります。この抗てんかん薬つながりで少しお話ししておくと，高齢発症のてんかんが多いことはかなり見逃されており[10]，"興奮"ととらえていたものが実は"側頭葉てんかん"の症状だったということも考えられます。その時は，特にカルバマゼピンが効果を発揮するでしょう。認知症はてんかん発症のリスクであることを忘れないように[11]。

▶ その他の注目株

最近では，なんと鎮咳薬のデキストロメトルファン(メジコン®)とごく少量のキニジンとの併用が AD の焦燥に効果的だったという報告が出ています[12]。これら，特にデキストロメトルファンは軽い NMDA 受容体阻害作用，σ_1 受容体刺激作用，セロトニンとノルアドレナリンの再取り込み阻害作用，ニコチン性 $\alpha_3\beta_4$ 受容体阻害作用を併せ持つとされています。その試験では，初期にデキストロメトルファン/キニジンを 20 mg/10 mg の配分で 1 日 1 回朝に開始。2〜3 週で 1 日 2 回朝夕へ増量し，その後は 30 mg/10 mg を 1 日 2 回朝夕(1 日量では 60 mg/20 mg)で維持しています。大きな副作用はなく症状は有意に改善したとのことで，実に面白いですね。

漢方は何でもかんでも抑肝散が投与されており，質の高いエビデンスもなく信頼性に欠けています。ただ，もともと顔色があまり良くなく，興奮するとさらに血色が悪くなり青筋が立つような場合は効果を発揮するでしょう(構成生薬の釣藤鈎と川芎を理解することがポイントかと)。顔を真っ赤にして興奮するタイプにはあまり効きません。漢方だからと言って決して安全ではなく，特に甘草による低 K 血症には注意が必要で，高齢でやせ型の女性に多いようです。

エビデンスからは程遠いのですが，私はプロプラノロール(インデラル®)やクロニジン(カタプレス®)を使うことがあります。これらは知的障害や発達障害の衝動性を抑えるために精神科領域で用いられることがあり，その応用という認識。個人的には結構信頼していますが，プロプラノロールは禁忌や注意も多く，5〜10 mg/日など少量からじわじわ使用すべ

きと考えています。

　抗認知症薬であるコリンエステラーゼ阻害薬やメマンチンも使用されますが，やや分が悪いですね[13,14]。スパッと効くような印象も私は持っておらず，その点ではベンゾジアゼピン系はもっと利益が乏しいです。私のいるところは地域柄（？）なのか前医でジアゼパムとブロチゾラムがしっかり入ってふらふらになりながらも脱抑制で興奮している患者さんをご家族が病院に何とか連れてくる，ということがままありましたが，こういったのを抜いてあげると改善してくれます。やっぱりベンゾジアゼピン系は特性を知り抜いた医療者のみが使うべきでしょう。

> **Take Home Message**
> 薬剤を使用する際は，副作用に注意して少量から開始してみましょう。思いもよらないものが出てくるため，投与後に悪化した/新しい症状が出てきたと思われる時は，副作用と考えておくことが大切です。また，患者さんとご家族のニーズを汲み取り，どのような効果を望んでいるのか，それに対して何が応えられるのかを考えて話し合うことが欠かせません。

文献

1) Buckley JS, et al：A Risk-Benefit Assessment of Dementia Medications：Systematic Review of the Evidence. Drugs Aging. 2015 Jun；32(6)：453-467.
2) Howard R, et al：Nursing home placement in the Donepezil and Memantine in Moderate to Severe Alzheimer's Disease(DOMINO-AD) trial：secondary and post-hoc analyses. Lancet Neurol. 2015 Dec；14(12)：1171-1181.
3) Kröger E, et al：Adverse Drug Reactions Reported With Cholinesterase Inhibitors：An Analysis of 16 Years of Individual Case Safety Reports From VigiBase. Ann Pharmacother. 2015 Nov；49(11)：1197-1206.
4) Hwang YJ, et al：Atypical antipsychotic drugs and the risk for acute kidney injury and other adverse outcomes in older adults：a population-based cohort study. Ann Intern Med. 2014 Aug 19；161(4)：242-248.
5) Porsteinsson AP, et al：Effect of citalopram on agitation in Alzheimer disease：the CitAD randomized clinical trial. JAMA. 2014 Feb 19；311(7)：682-691.
6) Pollock BG, et al：A double-blind comparison of citalopram and risperidone for the treatment of behavioral and psychotic symptoms associated with dementia. Am J Geriatr Psychiatry. 2007 Nov；15(11)：942-952.
7) Lebert F, et al：Behavioral effects of trazodone in Alzheimer's disease. J Clin Psychiatry. 1994 Dec；55(12)：536-538.

8) Sepehry AA, et al：Effect of selective serotonin reuptake inhibitors in Alzheimer's disease with comorbid depression：a meta-analysis of depression and cognitive outcomes. Drugs Aging. 2012 Oct；29(10)：793-806.
9) Konovalov S, et al：Anticonvulsants for the treatment of behavioral and psychological symptoms of dementia：a literature review. Int Psychogeriatr. 2008 Apr；20(2)：293-308.
10) Olafsson E, et al：Incidence of unprovoked seizures and epilepsy in Iceland and assessment of the epilepsy syndrome classification：a prospective study. Lancet Neurol. 2005 Oct；4(10)：627-634.
11) Imfeld P, et al：Seizures in patients with Alzheimer's disease or vascular dementia：a population-based nested case-control analysis. Epilepsia. 2013 Apr；54(4)：700-707.
12) Cummings JL, et al：Effect of Dextromethorphan-Quinidine on Agitation in Patients With Alzheimer Disease Dementia：A Randomized Clinical Trial. JAMA. 2015 Sep 22-29；314(12)：1242-1254.
13) Howard RJ, et al：Donepezil for the treatment of agitation in Alzheimer's disease. N Engl J Med. 2007 Oct 4；357(14)：1382-1392.
14) Ballard C, et al：A Double-Blind Randomized Placebo-Controlled Withdrawal Trial Comparing Memantine and Antipsychotics for the Long-Term Treatment of Function and Neuropsychiatric Symptoms in People With Alzheimer's Disease(MAIN-AD). J Am Med Dir Assoc. 2015 Apr 1；16(4)：316-322.

Q 13-5 ご家族に気をつけてもらう点は何ですか？

A 患者さんに恥をかかせないように，またご家族自身が疲弊しないようにすることです

　自分の親や配偶者が認知症と分かると，ご家族は絶望にも似た雰囲気になります。どうやって介護をしたら良いのだろう，どんどん進行してしまうのではないかなど，強い不安を抱きます。ただし，患者さんはその空気を敏感に察知していることを忘れてはなりません。

▶ 大切なのは「誰かが悪いわけではない」と認識すること

　ご家族は必死になって患者さんに"脳トレ"をさせようとし，生活でも「今日は何日？」「朝は何を食べた？」など，思い出す作業を知らず知らずのうちに強要しています。そして患者さんが答えられないと，「なんで分からないの!?」とついつい怒ってしまいます。これが患者さんに"恥"をかかせることになり，答えたくても答えられない苦しさを強めます。家庭内の"あわい"はとてもギスギスしてしまい，患者さんも居心地の悪さから引きこもってしまったり逆に攻撃的になったり，つまりは **BPSD によって自分を守ろうとします**。医療者として忘れてはならない事実は，ご家族も悪気があってそうしているわけではないということ。"良かれと思って""ついつい"してしまっているのです。誰かが悪いわけではなく，**焦りの"あわい"によってもたらされたご家族の対処行動**なのだと医療者はまず認識し，そこをいったん抱えることをせねばなりません。その上で 図13-4 のような悪循環になってしまっている事態を優しくお伝えする，この順番を間違えないように。さもなくば"医療者は家族の苦労を理解していない"と

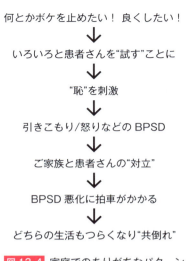

図 13-4 家庭でのありがちなパターン

みなされてしまう可能性があります。

▶ 予防よりも大切なこと

　私は，最近のメディアが認知症の"予防"ばかりを取り上げているのも大きな問題だと思っています．予防が強調されすぎると，いざその疾患になった時，待っているのは"絶望"です．そうではなく，疾患になった後にどうやったら"ゆとり"を持って暮らせるかを重視すべきでしょう．予防を軽視しろと言っているわけではなく，常にバランスだと思います．今は"認知症になったらオシマイ"という印象が強すぎます．そうではなく，認知症になっても心安らかにみんなが暮らせるような生活を目指すべき．認知機能が低下しさまざまなことができなくなるというのは，"老いのかたち"という側面も十二分にあります．認知症患者さんの数が今後も増えることを考えると，"老いのかたち"として受け入れながら，その上での暮らし方を考える時期に入っていると感じています．そして，"あわい"が"ゆとり"あるものであれば，BPSD も重篤化することはあまりないでしょう．

　よって，ご家族には患者さんが"恥"に敏感になっていることをお伝えし，生活の中で患者さんの認知機能を確認することは，ご家族自身に悪気

はないけれども結果的に試すような事態に陥っている，という内容の説明をします。そして「覚えが難しくなるのは，1つの老いのかたちという部分もあります。それを良くしよう良くしようとすればするほどみんなが焦って，結果的に生活にゆとりがなくなってしまいます。覚えの難しさについては多くの人の助けをしっかり借りて，それ以外でどうみんなが生きがいを持って気持ちよく暮らしていけるかを考える時だと思います」と提案してみることも大切です。

▶ 介護は第三者に入ってもらうべし

　介護はキレイゴトでは済みません。ご家族だからこそ許せない/腹が立つということもたくさんあります。他人から見ると「もう時効だから許してやっても良いんじゃない？」「そんなことで怒るの？」と思うこともありますが，それはご家族の歴史を見ていない証拠。介護というのは，ご家族が抱えてきたさまざまな歴史のトゲが露呈する場でもあるのです。そのため，すべてをご家族で看ようとしないことがポイントで，必ず第三者の手を入れましょう。ケアを"技術"として持っている他者だからこそできることもあります。予め「ご家族の生活すべてを介護にしないようにしてください。介護一色になると気持ちに"ゆとり"が出てこず，些細なことが許せなくなって，後で"何であんなことで怒ったんだ"と自分を責める人もいます。必ず他の人の目線を入れて，ご家族は自分だけの時間を持つようにしましょう。それが結果的に燃え尽きずに長続きする介護につながりますよ。決して共倒れにならないように」と，話をしておくことも重要。ご家族は患者さん抜きの時間を必ず持って，その間は好きなことをするように。時間の"ゆとり"はこころの"ゆとり"をもたらし，それは"あわい"の"ゆとり"につながるでしょう。そうすると，まわり回って患者さんにも良い効果をもたらしてくれます。そして世の中には良い本も出ているので，つらい時や困った時はそれを読んでみましょう。藤川幸之助さんの詩集[1]や上田諭先生の本[2]，他には認知症となってもより良い生き方を追求できるような本[3]などをお勧めします。

▶ 豊かな"あわい"こそ重要

　"ボケてもゆとりを持って暮らせる社会"が大切であり，医療者はご家族に対して"躍起にならない大切さ"を提供する役割を持っているはずです。もちろん，メディアも本来であればそのように報道すべきではあるのですが…。軽度認知障害（MCI：Mild Cognitive Impairment）に対しても同様で，ご家族や患者さんは"認知症予備軍"という不名誉なレッテルにより不安が強くなります。"これさえやれば認知症にならない！"的な本や健康食品（概して怪しいです…）を買い込んで生活に持ち込みますが，それにより患者さんやご家族は認知症を否応なく意識します。その姿は，認知症に追いつかれないように焦って必死に走っているようにも見受けられます。そうではなく，日常をいつものように"ゆとり"を持ってみんなが暮らせること，これが認知症であろうとなかろうと最も大事な姿勢なのです。変な本や食品を買うお金があったら，美味しいものを食べたり少し遠出をして楽しんだ方がよっぽど健全。

Take Home Message　ご家族が"ボケ"への恐怖から行う対処行動は裏目に出ることが非常に多いです。"認知症になったら終わり"では決してありません。その中でも"ゆとり"ある生活を送るようにすることで，患者さんにもご家族にも利益になります。

文献
1）藤川幸之助：徘徊と笑うなかれ．中央法規出版，2013．
2）上田　諭：不幸な認知症―幸せな認知症．マガジンハウス，2014．
3）井庭　崇，他：旅のことば―認知症とともによりよく生きるためのヒント．丸善出版，2015．

第14章

発達障害

Q 14-1 成人で自閉スペクトラム症を疑う時はどんな状況ですか？

A 「典型例にしては…」と思う時は自閉スペクトラム症がベースになっているかもしれません

　ここでは，発達障害と自閉スペクトラム症とを同じものとして進めます。最近，成人の精神疾患は小児期の精神疾患との連続性を視野に入れるべきであるとの指摘が多く[1]，自閉スペクトラム症も例外ではありません[2]。多くの精神疾患が小児期から思春期にかけて顕在化する事実[3]からも，精神科医療は発達に重点をより置く時期に来ているのかもしれません 図 14-1 。

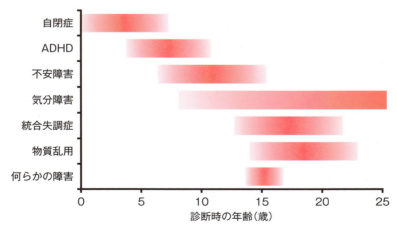

図 14-1　若年への注目が必要

〔Casey BJ, et al：A neurodevelopmental perspective on the research domain criteria(RDoC) framework. Biol Psychiatry. 2014 Sep 1；76(5)：350-353 より〕

▶ 典型例を知らずして発達障害を語るなかれ

　村上伸治先生は，こういった背景を考慮し，自閉スペクトラム症をさまざまな精神疾患の中心に据えた図を示しています 図14-2 [4]。

　そして，成人の精神科臨床において重要なのが，図にもある"非定型的病像を呈しやすい"という表現。ここに注目することが「ひょっとしたら自閉スペクトラム症がベースにあって今こんな状態になっているのでは？」と思いつくきっかけになります。そのためには"典型的なうつ病"や"典型的な統合失調症"や"典型的な強迫症"といったものをしっかりと頭のなかに描いておかねばなりません。各精神疾患の典型例を知って初めて"非定型的病像"と区別することが可能になります。すると，自閉スペクトラム症をベースに持った患者さんが他の精神症状を呈した際に「〇〇症にしてはちょっと何か変…」という感覚が生まれてくるでしょう。具体的には「うつ病にしては訴えと感情/表情とがちぐはぐで合っていないなぁ…」「統合失調症にしては幻聴や妄想が具体的な相手だけだなぁ…」「境界性パーソナリティ障害にしてはあんまりこっちが嫌な感情を持たないような…」など。疾患の輪郭が描きづらいというのがポイントになってきます。他にも，症状が場面によって揺れ動くというのは"非定型的病像"を思わせるヒント。例えば入院によってこれまでの症状が霧散する，ほんの小さな環境

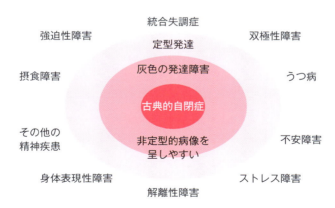

図14-2　さまざまな精神疾患との関係

〔村上伸治：大人の発達障害の診断と支援．青木省三，他（編）：大人の発達障害を診るということ―診断や対応に迷う症例から考える．p31，医学書院，2015 より〕

Q 14-1　成人で自閉スペクトラム症を疑う時はどんな状況ですか？

変化で大崩れする，というのがあります。典型的な精神疾患であれば，症状というのはそうそう容易く変化するものではなく，若干のブレはありながらも緩やかな曲線的変化をしていきます。しかし，自閉スペクトラム症が基盤にある時は，舗装されていない道路を走る馬車のように経過が不自然に揺れる感じがあります。

最後に，常に鑑別で話題になる統合失調症との相違について，杉山登志郎先生の表をご紹介しておきましょう。典型的な統合失調症との違いが分かります 表14-1 [5]。

表14-1 統合失調症との鑑別ポイント

	統合失調症	高機能広汎性発達障害
幻覚	大多数は幻聴，周囲の変容感を伴う	大多数はフラッシュバック，幻視様訴えを伴う
幻覚の時間的経過	長時間継続する	一瞬であることが多い
幻覚の内容	内言語の外在化	実際に過去にあったことのフラッシュバック
抗精神病薬への反応	早期であれば良好	抗精神病薬に対して難治性（SSRIが有効だが下記の気分変動併存の場合は禁忌）
双極性障害の併存	一般的には稀	よく見ると気分の上下をしばしば併存する
解離の併存	一般的には稀	よく見るとしばしばスイッチングが認められる
子ども虐待の既往	一般的には稀	しばしば認められる
幼児期から学童期の対人関係	おとなしい目立たない子であったものが多い	しばしば集団困難，興味の限局，孤立，迫害体験などが認められる
コミュニケーションのあり方	会話が筆記よりも困難が少ない	しばしば筆記のほうが会話よりもスムーズ
こだわり・強迫	初期には一般的には稀	生涯を通じて様々なこだわりや思い込みを抱える
発達障害診断の親族の存在	稀	非常に多い

〔杉山登志郎：高機能広汎性発達障害と統合失調症．岡崎祐士（編）：本人・家族のための統合失調症とのつきあい方．p162, 日本評論社，2010 より〕

> **Take Home Message**
> 精神科臨床で自閉スペクトラム症は避けて通れません。各精神疾患の典型像をしっかりと覚え，そこからの逸脱を見るようにしましょう。

文献

1) Kim-Cohen J, et al：Prior juvenile diagnoses in adults with mental disorder：developmental follow-back of a prospective-longitudinal cohort. Arch Gen Psychiatry. 2003 Jul；60(7)：709-717.
2) Selten JP, et al：Risks for nonaffective psychotic disorder and bipolar disorder in young people with autism spectrum disorder：a population-based study. JAMA Psychiatry. 2015 May；72(5)：483-489.
3) Casey BJ, et al：A neurodevelopmental perspective on the research domain criteria(RDoC) framework. Biol Psychiatry. 2014 Sep 1；76(5)：350-353.
4) 村上伸治：大人の発達障害の診断と支援．青木省三，他(編)：大人の発達障害を診るということ―診断や対応に迷う症例から考える．医学書院，2015.
5) 杉山登志郎：高機能広汎性発達障害と統合失調症．岡崎祐士(編)：本人・家族のための統合失調症とのつきあい方．日本評論社，2010.

Q 14-2 自閉スペクトラム症にはどんなイメージを持つと良いですか？

A 目の前の情報で頭がいっぱいになってしまっている状態でしょうか

　自閉スペクトラム症の発症機序はまだ明らかになってはいませんが，1つには"シナプスの過剰"が示唆されます[1]。人間は発達の過程でシナプスが多く形成され，そこから刈り込まれて適度な数に落ち着きます。ところが，自閉スペクトラム症ではより多く形成され，かつ刈り込みが乏しいことから，シナプスが過剰に存在する，すなわち枝分かれし過ぎてしまい，神経回路が混線しているのです。対して統合失調症は刈り込みが過ぎてしまい，結果としてシナプスが不足し，枝分かれが乏しいスッキリ（？）とした回路になっています 図14-3 。

　よって，統合失調症は情報が回路を駆け巡り頭の中が騒がしくなるのに対し，自閉スペクトラム症は情報が回路で渋滞し，そのことでいっぱいになってしまう，と考えてみると良いかもしれません。目の前にある情報がその都度その都度の世界になっている感覚。

▶ 自分と他人の区別がつけられない

　いっぱいになる，は"光景と自分とが分割できない"ということでもあります。私たちは他者から眼差しを受けることにより"私"の存在に直感的に気づき，「他者がいて私がいる。私と他者は別の存在だ」と自明に思っているでしょう。発達をたどると，それは母親の存在を知ることで自分の存在をも知るということに行き着くかと思われます。自閉スペクトラム症では，この混線により目前の光景と自身とが一になっているような主客未分，西田幾多郎の"純粋経験"的な状態になっているように考えられます。

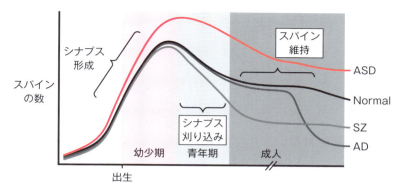

図 14-3 シナプスの刈り込み
ASD：自閉スペクトラム症　SZ：統合失調症　AD：アルツハイマー型認知症
〔Penzes P, et al：Dendritic spine pathology in neuropsychiatric disorders. Nat Neurosci. 2011 Mar；14(3)：285-293 より〕

よって，私たちが知らず知らずのうちに乗り越えた主客/自他の存在に，遅れて，しかもさまざまな困難に遭遇しながら頭で考えて目覚めることになるのです。「他者という存在があるのか！」という衝撃は"二次障害"の一部にもつながっているでしょう。

目の前のことがすべてで，主客未分。これはローナ・ウィングが提唱した三つ組[2]，"社会性の障害""コミュニケーションの障害""想像力の障害"を説明してくれます。自閉スペクトラム症では他者の芽生えが遅く，しかもそれは思考の果てになされます。"私"と"他者"がなかなか認識されずに渾然一体としていることは，まさに社会性やコミュニケーションに支障をきたすでしょう。"指差し"や"視線"はまさに主客の分離を示唆していますね。想像力の障害については，"目の前のことでいっぱいになる"ことを言い換えているに等しいかもしれません。目の前以外のことが分からないため，奥行きや立体性がなかなか理解できないのです。要するに，見えるものがすべてであり，見えないものは想像できないということになります。例えば，当事者であるグニラ・ガーランドは「世界は写真のように見えていた。このことの影響は，様々な形をとって表れた。たとえば私は，近所の家々にも内部があるということを知らなかった。すべては芝居の書き割

りのように見えていたからである」と述べています[3]。かつ，主客未分の状態は"こだわり行動"をも説明します。彼らは目の前のことでいっぱいであり，そこには自分も溶け込んでいます。その世界が少しでも変容することは，彼らにとって恐怖でしょう。よって，"こだわり"によって，少しでも世界が予想外の動きをしないように防いでいると考えられるのです。

▶ 決して悪意はない

自閉スペクトラム症の三つ組は"俺ルール"とも形容されます。他者の存在が薄いことから，ハタから見ると"わがまま""押し付けがましい""空気を読まない"などに映ります。ただし，彼らに決して悪意はありません。そこに気づくのが診断のポイントにもなるでしょう。また，そのルールから外れると混乱気味になり，時には精神病症状にまで発展することもありますが，これは前述のように世界変容の恐怖によります。他者の存在と同様に自己の存在も薄いため，"俺ルール"という言葉とは裏腹に，周囲からの影響を非常に受けやすいとも言えますね。言葉を真に受けて行動してしまう，"話半分"ができないなどが好例でしょうか。"俺ルール"と"被影響性"の2つは，相反しているように感じますが実際は同じ事象を見ている可能性があります。虐待の問題もそこに絡んでくるでしょう。ある自閉スペクトラム症患者さんは虐待を"する"側，別の自閉スペクトラム症患者さんは虐待を"される"側になります。"俺ルール"であれば前者，"被影響性"であれば後者になります。しかも，そこにハマってしまうとなかなか抜け出せない，当の本人がその事実を認められないなどの問題点も出てきます。

ただし，常に情報過多で回路が渋滞しやすい彼らは，ひょっとしたら"対処行動"として三つ組の"俺ルール"を発動させているのかもしれません。入ってくる情報を"俺ルール"により少しでも抑え，回路の渋滞で自分自身がフリーズしてしまうのを避けようとしているとも考えられます。その場合は，被影響性と"俺ルール"は全く同じ事象ではなく，後者は前者の対処行動という位置づけになります。この辺りはさまざまな考え方ができるかと思います。

> **Take Home Message**
>
> 自閉スペクトラム症は"シナプス過剰"により，眼前の光景により情報が渋滞してしまっています．光景と一体化するとも言え，自己や他者が自明ではありません．それが周囲からの影響の受けやすさを産み，"俺ルール"にもつながります．

文献

1) Penzes P, et al：Dendritic spine pathology in neuropsychiatric disorders. Nat Neurosci. 2011 Mar；14(3)：285-293.
2) Wing L：Asperger's syndrome：a clinical account. Psychol Med. 1981 Feb；11(1)：115-129.
3) グニラ・ガーランド(著), ニキ・リンコ(訳)：ずっと「普通」になりたかった．花風社，2000.

Q 14-3 感覚鈍麻や感覚過敏はどのように説明できますか？

A "情報で頭がいっぱい"によって説明できるでしょう

　自閉スペクトラム症の患者さんの多くは，感覚の問題を持っています。DSM-IV-TR までは診断基準に入らなかったのですが，ついに DSM-5 で B 項目に取り上げられました。しかしながら，患者さんは自分の口から「これこれに対する感覚が過敏なんです」とは語ってくれない，語れないことが実に多いため，医療者や周囲の観察で「ひょっとしたらこれこれに対する感覚が過敏だから，この状況ではそんな行動をするのかも？」という推察をしていく必要があります。患者さん1人ひとりで何に対して鈍麻/過敏なのかは全く異なるので，根気強く探ることが求められるでしょう。

▶ 相反する症状の共存

　感覚鈍麻と感覚過敏という，相反するような症状が認められます。少し例を挙げてみますが，前者であれば，骨折していてもそれほど痛がらない，冬の寒さが分からない，お風呂のお湯が熱くても全く平気，風邪をひいて熱が39度も出ているのに平然としている，どんなにからい物を食べても口の中がヒリヒリしない，などなどなど。後者であれば，靴のマジックテープ®を剥がす音だけが耐えられない，お風呂場でシャワーが皮膚に当たる感覚がとても痛い，雑踏のざわめきがうるさすぎる，シャツの袖が手首に当たるのが嫌だ，腕時計をするとその"重み"が気になって集中できない，食事の時にお豆腐が食道を通ると胸がヌルヌルする，などなどなど。いずれも実にさまざまですが，特に感覚過敏は身体症状症と診断されることがあります。

感覚鈍麻と感覚過敏は混在もしますが，自らが「感覚過敏で困る」と認識できる(してしまう)ようになるのは成長してからが主のようです(10歳前後から徐々にという印象)。自閉スペクトラム症はシナプスの過剰が示唆されているように，情報で神経回路が渋滞してしまっているのが基盤ではないかと私は思っています。目の前の光景がすべてになってしまい，それによる主客未分がさまざまな症状につながります。感覚鈍麻は，感覚とも未分になっている，感覚と合一の状態になっていると言い換えられるでしょう。それを感覚と理解しないのです，たぶん。そのため，主客未分を引きずる自閉スペクトラム症では，初期に感覚鈍麻が目立つのだと思われます。

　感覚過敏が初期にあったとしても，それを感覚過敏とは自覚されないことが多いと考えられます。母親が抱き上げると泣き出す(揺らされたり触られたりする感覚)，人見知りのような反応をする(他人の足音や臭いや色を嫌う)，車のクラクションに対して耳をふさぐ(音を嫌う)などの仕草は確認できるかもしれませんが，周囲にとって，その現象を感覚過敏だとはなかなか理解できません。周囲が照らし返せない現象はまだ彼らにとって"何か"であり，"感覚過敏である"と分節化されないことになります。"何か"は"何か"のままであり，名付けられていないのです。よって，症状とならないのでしょう。ちなみに，自閉スペクトラム症はあまり人見知りをしないことで有名ですが，例で挙げた"人見知りのような反応をする"が，周囲によって「他人が近づくと嫌がっている。これは人見知りだな」と解釈されることがあります。診断の際には間違えないようにしたいところですね。

▶ "何か"に気づくということ

　ちょっと難しい話が続いたので，少し説明を。人が"何か"を"分かる"というのは，"何か"という現象から常に一歩遅れて立ち現れます。"何か"が生じると，周囲(主に母親)が「あらーお腹空いた？」「痛いですねー」などと言葉を与えます。それが繰り返されることで，"何か"に"名前"が付与されるのです。「そうか，この"何か"は，お腹が空いているというのか」「痛いってこういうことなのか」と，言葉によってモヤモヤした何かに意味が

もたらされるのです。このように，感覚を感覚だと分かることは，感覚と同時に起こるものではなく，常に遅れてつくられるのです。感覚過敏については，主客未分がベースにあり感覚との距離が形成されにくい自閉スペクトラム症の特徴に加えて，周囲からも言葉によって意味が与えられないため，患者さんが「感覚過敏だ」と理解する（症状化する）には時間がかかってしまうのです。

　感覚が感覚だと分かるには，それが言葉によって切り取られねばなりません。すなわち，主客の存在を知らねばならない（自閉スペクトラム症にとってそれは何となくの主客を学び獲得することにはなりますが）のです。たび重なる苦闘の果てに得た主客の知識は，今度は感覚の存在に目覚めさせます。神経回路をひしめいていた過剰な"何か"が感覚なのだと分かると"感覚過敏"になる，そう考えられます。幸か不幸か気づいてしまったがために，感覚鈍麻から感覚過敏へとシフトするのかもしれません。

　また，感覚鈍麻はどうか分かりませんが，感覚過敏は患者さんに疲弊をもたらすようです。ある患者さんは騒音（それは人々のささやきや歩く時に擦れる服の音なのですが）をシャットアウトするためにいつも外ではヘッドホンをしていました。「それを外して歩いたら大変？」と聞くと「我慢はできるけど，すごく疲れる。家に帰ったら寝こんじゃう」と答えたのです。他の患者さんはさまざまな色が視野に飛び込んでくるのを防ぐためにサングラスを常にかけて，予想外の色が入ってこないように歩く道もできるだけ同じにしていましたが，やはり外すと「色にやられてもうダメ」になるそうです。情報のざわめきで，かなり頭が緊張して疲れるのでしょう。周りから見たら"こだわり"や"俺ルール"に映りますが，実は立派な対処行動なのでした。

> **Take Home Message**　目の前の情報と合一する傾向にある自閉スペクトラム症では，感覚の問題が付いて回ります。感覚が感覚だと分かるには，言葉が必要ですが，主客未分を基盤とする自閉スペクトラム症では言葉による意味の切り取りが遅れてなされるため，感覚鈍麻が初期に目立ち，感覚過敏は後になって"症状"として自分自身に認識されます。

Q 14-4 自閉スペクトラム症の診断はレッテル貼りだと批判されることがあります…

A より良い生き方につながる診断であれば，決してレッテル貼りにはなりません！

　精神医学では自閉スペクトラム症の話題が溢れんばかり。そこで言われているのは，患者さんの増加。今や日本では100人中4人の子どもが自閉スペクトラム症とも言われており，増加の一途をたどっています[1]。その原因は，医療者がより注目するようになった点，社会が変化したことで自閉スペクトラム症と認定されている点などがあります。ただし，出産の高齢化や低出生体重児の増加といった生物学的要因による真の増加は事実であり，総合するとやはり患者さんの数は増えているのでしょう。

▶ 感度の上昇と社会の変化

　医療者が注目するということは，感度が上がる側面を有しています。クラスになじめなければ「社会性の障害かも！？」と疑う。列車が大好きであれば「限定された興味，"こだわり"ってやつ！？」と疑う。しかし，何から何まで拾い上げてしまいDSMの診断基準に当てはめてしまえば，特異度は著しく低下し過剰診断の誹りを免れないでしょう。言うまでもないですが，診断基準はそのような使い方をすべきものではありません。

　社会の変化についても述べておきましょう。自閉スペクトラム症は確かに三つ組とも言われる"障害特性"を有しています。しかし，それらは現代における"社会性"が求められ，より柔軟に対応していかなければならない状況において"問題行動"の基盤となってしまうことを忘れてはいけません。逆を言うならば，そのような状況になければ不器用かもしれないけれ

ど暮らしていけるとも考えられます。より円環時間的な色合いを持っていた昔の暮らしや第1次産業であれば，彼らの"特性"は活かされていたかもしれません。現代社会はマルチタスク・サービス第一・臨機応変などとても生きにくい状況となっており，その変容が問題行動の後押しをしてしまった可能性もあります。障害特性と環境因子とが交差するその接点に多くの問題行動が浮かび上がることを覚えておきましょう。

▶ 診断は希望にも絶望にもなる

しかしながら，この社会を嘆き「自閉スペクトラム症という診断はレッテルだ！　そんな疾患なんて医療者がつくり出した幻想だ！」と声高に叫ぶだけでは，大勢の患者さんが救われず，かえって傷付くことになると思われます。重要なのは，"生きづらさ"を抱えた彼らにとって，前に明かりが灯ること。これからの生活への希望となるのであれば，診断名はラベリングを超えたものになります。逆に「君，発達障害だよ。診断はするけどできることないわ」と告げられるのであれば，結果は想像に難くありません。文脈，"あわい"によって，診断は希望にも絶望にもなります。医療者は診断が前者に結びつくようにこころがけるべきでしょう。

▶ 環境調整で生活しやすくなることも多い

その上で覚えておきたいのは，診断という行為は1人の世界を症状として分節し，社会の変容は健常と"障害"との分節にさまざまな影響を与えているということ。自閉スペクトラム症は"スペクトラム"という言葉が入っていますが，それは例えば自閉症とアスペルガー症候群とがスペクトラムをなしているだけでなく，健常とのスペクトラムでもあるのです。だからこそ，環境を重視して適切に調整できれば，彼らはぐっと生活しやすくなるはず。そのため役立つのが，滝川一廣先生による 図14-4 [2]。

精神の発達というのは，まわりの世界と関わることの育ちである関係（社会性）の発達と，世界を知ることの育ちである認識（知的理解）の発達の2つの軸が支えあってなされるものであり，私たちは図で示すZの矢印方向に沿った楕円の部分（大体は平均辺りに分布するので）にいます。この楕円の中は直線で仕切られず，ファジィなものなのです。早期の療育や周囲

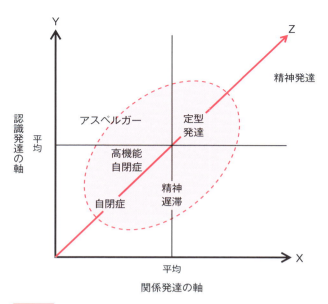

図 14-4 スペクトラムとしての理解
（滝川一廣：子どものそだちとその臨床．日本評論社，2013 より一部改変）

への働きかけによって，その中の色合いはさまざまに変化するでしょう。

　診断が彼らの援助になるように，医療者は心がけること。私はレジデントの時に「発達障害って診断しても，それ以降がなぁ…」と思ってしまっていた時期があります。自分の支援力の乏しさを自覚できず，診断に限界を見た間違いを犯していました。

> **Take Home Message**　診断は，治療や支援につながるからこそ希望になります。眼前の困っている患者さんを支えるためにも，障害特性と環境因子をしっかり見て援助を考えましょう。

文献

1) 土屋賢治：自閉症スペクトラムの早期診断と出生コホート研究．そだちの科学 2012；18：22-31．
2) 滝川一廣：子どものそだちとその臨床．日本評論社，2013．

Q 14-5 患者さんにはどのように対処すると良いですか？

A 具体的な"生きづらさ"を探して地道に解決を！

　多くの医療者が接するのは青年期～大人の自閉スペクトラム症患者さんと思われます．彼らは幼少時に大きな問題なしとされ，何とかやってきた人たち．しかし，大学に進んでから，働き始めてから周囲とうまく合わないことが多くなり，状況に適応できず抑うつや不安，さらには幻覚妄想，興奮，錯乱などを呈して病院を訪れます．

▶ 周囲との違いに戸惑いも

　青年期～大人の自閉スペクトラム症は子どものそれと様相が異なります．子どもの時は主客未分の状態が強く，私と他者との境が曖昧．ちなみに統合失調症は自我境界が薄いと言われますが，それぞれの意味は異なります．統合失調症は悲しいまでに"自己"であらんとする疾患であり，他者，言ってしまうと世界からのまなざしに敏感．世界は安住できず，その世界に"私"はいません．唯一の"私"を追い求め，超越論的な他者に脅かされるのが統合失調症急性期．対して，自閉スペクトラム症は主客未分がスタートです．自己と他者は分断されず，他者からのまなざしには気づきません．しかし，成長するにつれて彼らは学んでいきます．"他者"に気づいてしまい，驚愕するのです．「訳の分からない動きをするものがいる」と感づいた彼らは，他者の存在から自己にも気づき，比較をします．「自分はどこか違う」「欠けている」「何かうまく生きていけない」，他者と自己を見て，周囲との違いに脅かされます．それが，成長した自閉スペクトラム症の患者さんの大きな特徴と言えるでしょう．それによって抑うつや不安に

なり，予想外の他者が主客未分を揺さぶり恐怖を与え，被害妄想的にもなります。もちろん，強烈な場合は興奮や錯乱を呈してしまいます。そのため，種々の精神疾患が鑑別にもなり，また併存もしてきます。

▶ まずは自分でやれることを具体的にアドバイス

　彼らは彼らなりの方法で何とか周囲とつながりを持とうと努力しますが，どうやってそのつながりを持てば良いのかに悩んでいます。周囲が彼らの特性を理解し尊重してくれると，彼らが安心して"ゆとり"を持って対処できるのだと思います。もちろん，彼ら自身がちょっと方法を変えるだけでも見通しが明るくなるところもあるため，そこもバランス良く。よって，医療者は患者さん自身で修正できる直接的な点と周囲が理解し対処してくれる間接的な点の2つを見わたす必要があるでしょう。前者の例では，1つの仕事に没頭して周りが見えなくなることを避けるために携帯電話のアラーム機能を用いて時間経過に気づくようにする，騒音に対してはヘッドホンやイヤーマフを用いる，ブルーライトやデスクトップの明るさが疲れるのならPC用メガネを用いたり輝度を下げたりするなどなど。後者は周囲が指示を具体的にする，ルールを明確にする，手順を箇条書きにして優先順位を付けておく，一度に多くの仕事を振らない，コミュニケーションが難しければメールにするなどなど。実に日常的で細かなことを洗い出してみる必要があるため，外来患者さんで自閉スペクトラム症が濃厚であれば，状況が整った上で診断名を告知した方が良いのではないでしょうか(あくまでも"状況が整った上で")。そこから周囲にも働きかけて"あわい"をより柔らかにできるでしょう。ただし，スペクトラムであるため，診断が微妙な場合もとても多いです。特に未診断で今まで生活してきた成人では幼少時の情報が不足していたり，幼少時では障害特性が軽いため検出しづらかったりするため，なかなか明確になりません。その場合はグレーであることを正直にお伝えして，その上で可能な限り周囲に働きかけることになるでしょう。

▶ 周囲の理解と援助も重要

　イメージとしては，リバーシを考えてみてください。黒の石が白になる

には，白の石で挟む必要があります 図14-5 。すなわち，生きづらさや問題行動は，周囲の正しい理解による援助，豊かな"あわい"によって解消され得るのです。それによって白になった石は，その特性があっても生活できるようになります(無理やり白にひっくり返そうとしないこと)。

患者さん自身の特性に直接介入することも確かに必要な場面はありますが，上記の例のように，ささやかで小さな助言であるべき。人生に関わるような大きな助言や"教育"は，ともすると角を矯めて牛を殺す事態になりかねません。特性を無理に定型発達に近づけることは，患者さんの存在そのものの否定に繋がる可能性があるでしょう。

定型発達とされる私たちもさまざまな特性を持ち，すべてが平均の人は存在しません。現代社会において黒より白の石が多く，まずまずやっていけるのが定型発達と考えて良いでしょう。不幸にも黒の特性が白を凌駕してしまい，それによって生きていくことに苦労をするのが自閉スペクトラム症。黒の石と白の石のバランスと考えると，スペクトラムというのが理解されるかもしれません。社会全体が心がけることは，黒になっている特性を両隣の人々が大切にしていくこと。それにより，黒は特性を保ったま

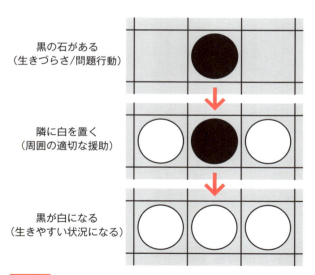

図14-5 リバーシという考え方

ま白に変わってくれるのです。白にするということは，その特性を消すことではありません。特性があっても生きていける，可能ならば特性が強みとなるような生き方ができることなのです。

具体的な診療の注意点についてはいくつか本を紹介しておきます。『大人の発達障害を診るということ』[1]，『成人期の自閉症スペクトラム診療実践マニュアル』[2]の2冊が医療者向けであり，『大人のアスペルガー 自閉症スペクトラム障害 ビジネスシーン別 会話メソッド』[3]，『発達障害の人が働くためのQ&A』[4]，『発達障害の人が活躍するためのヒント』[5]の3冊が当事者や勤め先向け。他にも当事者の方々が自ら書いた本もあるため，ぜひ読んでみてください。医療者がどれだけ具体的な引き出しを持っているか，が大きなポイントだと思います。

> **Take Home Message** 日常の具体的なところから患者さんの"生きづらさ"を探ってみましょう。ちょっとした工夫で楽になることもありますが，周囲に働きかけることが何よりの治療になるでしょう。

文献
1) 青木省三，村上伸治(編)：大人の発達障害を診るということ―診断や対応に迷う症例から考える．医学書院，2015.
2) 神尾陽子(編)：成人期の自閉症スペクトラム診療実践マニュアル．医学書院，2012.
3) 司馬理英子：大人のアスペルガー 自閉症スペクトラム障害 ビジネスシーン別 会話メソッド．主婦の友社，2015.
4) 石井京子，他：発達障害の人が働くためのQ&A．弘文堂，2013.
5) 石井京子，他：発達障害の人が活躍するためのヒント．弘文堂，2014.

COLUMN 20 言語学に愛の手を

　精神科医は言葉にとても気を遣います。言葉の持つ力は強く，それを知らずに用いていると，意図しない副作用が待っています。よって，言葉を勉強することも大事ではないでしょうか。

　例えば，名付けること。誰しも言葉によって名前を付けることは普通に行っています。それは，混沌とした世界から意味を切り出す作業でもあるんですよ。"正体の分からない何か"が名前を付与されることで輪郭がはっきりします。大切なのは，もともとその名前のものがあったわけではないということ。名前を付けられて初めて意味を持って立ち現れてくるんです。ちょっと不思議ですよね。ヘリコバクター・ピロリの発見が代表的でしょうか。それまでは存在すら考えられていなかった，すなわち人間から見ると存在していなかったものが，名付けによって姿を現し，あまねく知られるところとなったのです。

　ただし，その意味の重みは名前によって，受け取る人の状況によって，全く異なってくるというのは知っておきましょう。"パニック障害"と"筋萎縮性側索硬化症"とでは，重みが違うでしょう。同じ"パニック障害"でも，人によって「病気の名前が分かってホッとした」という理解があれば「友人がそれに苦しんでいて，私も同じ病気になるなんて…」と感じることもあります。名付けによって意味が与えられるのですが，それは文脈，言い方を変えると"あわい"に依存します。同じく，今度はその意味が文脈にも影響を与えるようになることも忘れてはならないでしょう。相互に影響し合うというのが面白いところ。医療者は，名付けと文脈の関係性を覚えて，患者さんに臨むべし。

　ぜひ，言語学の基本を勉強してみてください。"言語の分節性"や"言語の恣意性"などは，古典的ですが知ると面白くなります。丸山圭三郎先生の本[1]や，もう少し簡単な町田健先生の本[2]がお勧め。

文献

1) 丸山圭三郎：言葉とは何か．筑摩書房，2008．
2) 町田　健：ソシュールのすべて．研究社，2004．

索引

欧文

AD（Alzheimer's disease） 254
ante festum 99
AUDIT 194
augmentation 182
BPSD（behavioral and psychological symptoms of dementia） 258
CAGE 194
DLB（dementia with Lewy bodies） 250
DSM（Diagnostic and Statistical Manual of Mental Disorders） 15
FTD（frontotemporal dementia） 225, **256**
FTLD（frontotemporal lobar degeneration） 256
going my way behavior 256
head-turning sign 254
intra festum 99
MCI（mild cognitive impairment） 271
OLD（Observation List for early signs of Dementia） 254
P-glycoprotein 136
PNFA（progressive non-fluent aphasia） 256
post festum 99
PTSD（posttraumatic stress disorder） 154
QT延長 81
SD（semantic dementia） 256
SSRI，認知症に対する 264
TdP，薬剤性 81
Typus melancholicus 122

validation 13

和文

あ

アカシジア 134
アスペルガー症候群 16
アドヒアランス 53
アパシー 135
アルコール依存症 192
アルツハイマー型認知症（AD） 254
あわい 4
悪夢 188

い

意味性認知症（SD） 256
一次性不眠 184
陰性症状 68

う

ヴィパッサナー瞑想 241
うつ病 122
　―― との鑑別，双極性障害と 94
　―― との鑑別，パーソナリティ障害 234
　―― との鑑別，不安症と 145
運転，向精神薬と 60
運動，うつのときの 107

か

カーンバーグの人格構造 229
家族との接し方，患者の 36

介護，認知症の 270
回復 19
外在化 32
概日リズム睡眠障害 184
間主観的アプローチ 3
感覚過敏（鈍麻） 282
漢方薬 57
　──，PTSD に対する 156
　──，悪夢に対する 189
鑑別，神経性やせ症の 208
鑑別，パーソナリティ障害の 232

き

ギャバード 245
気分安定薬 111
　──，PTSD に対する 156
希死念慮 29
共感 12
強迫症 144
境界性パーソナリティ障害 145, 170, **228**
　── との鑑別，不安症と 145
　── の治療 240
境界例 228

く

クエチアピン 115
グルタミン酸受容体の機能不全 67

け

軽躁病エピソード 98
軽度精神遅滞，パーソナリティ障害との鑑別 234
軽度認知障害（MCI） 271
幻覚妄想 72

こ

コフート 245

コリンエステラーゼ阻害薬 262
コンプライアンス 53
行動療法 185
抗うつ薬 133
　──，PTSD に対する 155
　──，認知症に対する 264
抗菌薬 86
抗コリン薬 85
抗精神病薬 79
　──，PTSD に対する 155
抗てんかん薬，認知症に対する 264
混合病相 98

さ・し

産後うつ病 61
自己愛性パーソナリティ障害 244
自閉スペクトラム症 16, **274**
　──，大人の 288
　── との鑑別，パーソナリティ障害と 234
　── との鑑別，不安症と 146
受容体親和性，抗精神病薬の 80
周産期うつ病 61
初診 24
　──，神経性やせ症の 210
小精神療法 126
症状の聞き方 29
静脈血栓塞栓 81
心的外傷後ストレス障害（PTSD） 154
心理教育
　──，うつ病の 129
　──，境界性パーソナリティ障害の 236
　──，身体症状症の 170
　──，双極性障害の 106
　──，統合失調症の 75
　──，不安症の 147
身体症状症 168

身体診察，精神療法的な　174
神経症と精神病　228
神経性やせ症　207
進行性非流暢性失語（PNFA）　256
診断保留　34
人格構造，カーンバーグの　229

す

睡眠・覚醒リズム表　107
睡眠時無呼吸症候群　181
睡眠薬　185
錐体外路症状　85

せ

精神病，神経症と　228
精神分析　2
精神療法　2
　── の副作用　13
精神療法的な身体診察　174
摂食障害　206
説明と了解　9
前頭側頭型認知症（FTD）　225, **256**
前頭側頭葉変性症（FTLD）　256

そ

双極Ⅱ型障害，パーソナリティ障害との鑑別　233
双極性障害　94
　── との鑑別，不安症と　145
相互作用
　──，抗うつ薬の　135
　──，抗コリン薬の　86
　──，抗精神病薬の　82
躁病エピソード　98

た

代謝異常　81

脱抑制　151

て

デポ剤　56
適応障害　162

と

統合失調症　66
　── との鑑別，不安症と　144

に

入院，神経性やせ症の　208
妊娠，向精神薬と　60
認証　13
認知症　250
　── に使用する薬剤　262
　── の予防　269

の

ノセボ効果　47
ノルアドレナリン阻害薬，PTSDに対する　155

は

バルプロ酸　112
パーキンソン病症状　85
パーソナリティ障害　224
　──，境界性　145, 170, **228**, 240
発達障害　274

ひ

非薬物療法，PTSDの　158
病気不安症　168

ふ

プラセボ効果　47
プレコックス感　72

不安症　144
不眠　180
副作用
　——，抗うつ薬の　133
　——，抗精神病薬の　80
　——，抗認知症薬の　263
　——，精神療法の　13

へ

ベンゾジアゼピン　151
米英研究　15

ま

マタニティーブルーズ　61
慢性疼痛　168

み

ミネソタ飢餓実験　207
ミラーリング　245
ミラクルクエスチョン　220

む・め・も

むずむず脚症候群　181
メマンチン　262
メランコリー親和型うつ病　122
問診のポイント，双極性障害診断の　102

や

ヤスパース　9
薬剤
　——，神経性やせ症への　216
　——，認知症に使用する　262
　——による不眠　182
　——の減量/中止　49
　——の説明　46
薬剤性TdP　81

ゆ・よ

ユマニチュード　260
予防，認知症の　269
抑肝散　265

ら

ライフチャート　107
ラピッドサイクラー　94

り・れ

リチウム　111
リバウンド症状　49
了解，説明と　9
レビー小体型認知症（DLB）　250